Sheeshan Bandhu
Archana Nagpal
Mamata Mahajan

# Protocolos de Carregamento de Implantes

Sheeshan Bandhu
Archana Nagpal
Mamata Mahajan

# Protocolos de Carregamento de Implantes

## Um Deslocamento Paradigmático

ScienciaScripts

**Imprint**

Any brand names and product names mentioned in this book are subject to trademark, brand or patent protection and are trademarks or registered trademarks of their respective holders. The use of brand names, product names, common names, trade names, product descriptions etc. even without a particular marking in this work is in no way to be construed to mean that such names may be regarded as unrestricted in respect of trademark and brand protection legislation and could thus be used by anyone.

Cover image: www.ingimage.com

This book is a translation from the original published under ISBN 978-620-5-50758-2.

Publisher:
Sciencia Scripts
is a trademark of
Dodo Books Indian Ocean Ltd. and OmniScriptum S.R.L Publishing group
Str. Armeneasca 28/1, office 1, Chisinau MD-2012, Republic of Moldova, Europe
Printed at: see last page
**ISBN: 978-620-5-37146-6**

# INTRODUÇÃO

Os implantes dentários existem há mais de 30 anos e revolucionaram a profissão dentária. A tendência actual é para a carga imediata de próteses fixas de implantes retidos. A carga imediata de implantes dentários oferece muitas vantagens tanto para o paciente como para o dentista. Permite uma única fase de cirurgia, evitando assim o trauma físico e o tempo de cadeira do procedimento de desobstrução, e a estética e função podem ser imediatamente restauradas[37-38]. A carga imediata encurta o tempo total de reabilitação, com o aumento da satisfação do paciente, e evita os atrasos na reabilitação final e a dificuldade de usar uma prótese convencional durante a fase de cicatrização [37].

O processo convencional de reabilitação dentária baseada em implantes foi fundado em estudos clínicos de coorte prospectivos que demonstraram o sucesso a longo prazo dos implantes dentários de titânio em forma de raiz. [34-35] Altas taxas de sucesso da terapia com implantes dentários têm sido repetidamente relatadas. Os relatórios foram revistos por Fiorellini e colegas.[36] Quando realizados de acordo com os protocolos estabelecidos com um período de cicatrização de 3 a 6 meses que evitava a carga mastigatória directa da prótese para o implante. Contudo, as complexidades e a longa duração da terapia com implantes podem desencorajar alguns pacientes e clínicos de elegerem uma estratégia baseada em implantes para a reabilitação dentária. Há quase uma década atrás, foi conseguida alguma coalescência de opinião relativamente a abordagens cirúrgicas à terapia com implantes à luz de evidências clínicas emergentes de que procedimentos de 1 e 2 fases realizados utilizando um conjunto diversificado de produtos de implantes dentários resultaram em altas taxas de sobrevivência para implantes dentários endósseos. A osteointegração foi reproduzida utilizando abordagens de 1 e 2 fases, e a cicatrização transmucosa não foi considerada como um factor de risco potencial para a maioria dos implantes dentários.

Mais recentemente, várias investigações clínicas relataram taxas de sobrevivência igualmente elevadas para implantes dentários endósseos colocados na parassínfise mandibular e carregados imediatamente após a colocação do implante ou dentro de semanas após a colocação do implante incluem próteses de arcada completa maxilar, implantes de dente único, e mesmo próteses parciais fixas posteriores em osso inferior ao osso ideal. Resta demonstrar se todos estes procedimentos alcançarão um elevado sucesso durante longos períodos de tempo.

A estabilidade primária e o adiamento da carga de implantes dentários durante aproximadamente 3 a 6 meses têm sido considerados durante anos a "conditio sine qua non" para permitir a osteointegração dos implantes dentários. No entanto, a necessidade de esperar para carregar um implante não tinha uma base científica, mas sim clínica. Justifica-se, portanto, questionar se este período de cicatrização é um pré-requisito absoluto para obter a osteointegração, ou se, em determinadas circunstâncias, este período pode ser encurtado sem comprometer a osteointegração e os resultados a longo prazo. Em particular, deve ser demonstrado se qualquer tipo de movimento transmitido aos implantes durante as fases iniciais da integração pode comprometer os resultados a longo prazo, ou se existe um limiar abaixo do qual a micromoção não pode comprometer a osseointegração. Brunski e colegas de trabalho[39] identificaram a carga precoce como um factor que leva à interposição de tecido fibroso na interface do implante ósseo. Num estudo experimental em cães, os implantes de lâminas de titânio foram imediatamente carregados de um lado, enquanto que as lâminas contra-laterais foram deixadas fora de função. Os implantes carregados imediatamente desenvolveram encapsulamento de tecido fibroso, enquanto que os implantes sem chumbo osseointegraram normalmente. Estas observações foram confirmadas por outros estudos com implantes do tipo parafuso de titânio[40] . Em contraste com os estudos acima mencionados, existem também relatórios na literatura experimental e clínica de implantes expostos a carga precoce ou imediata, seguida de osteointegração bem sucedida[41,42] . Num estudo piloto em cães,[46] foram comparados 3 grupos diferentes de implantes de liga de titânio: um grupo não-submergido com carga inicial, um grupo não-submergido sem carga, e um grupo submerso como controlo. Os 2 últimos grupos foram carregados após a ocorrência da osteointegração. O grupo de carregamento precoce consistiu em 3 implantes divididos em 1 restauração protética com 1 semana pós-implantação. Os autores não encontraram diferenças estatísticas entre os grupos no que respeita à qualidade da osteointegração, e em nenhum dos grupos foi encontrado encapsulamento fibroso dos implantes. Vários estudos realizados por Piattelli e associados[43-45] demonstraram, tanto em animais como em humanos, que não só a carga precoce pode levar a uma integração bem sucedida, como pode aumentar a quantidade de osso em contacto directo com a superfície do implante. Num estudo realizado por Rocci e colegas de trabalho,[47] 5 pacientes voluntariaram-se para colocar implantes extra na mandíbula posterior para efeitos de exame histológico. Nove implantes de titânio oxidado Branemark System (Nobel Biocare, Göteborg, Suécia) foram recuperados após 5 a 9 meses em função. Dois implantes tinham sido carregados no dia da colocação e 7 tinham sido carregados após 2 meses de cicatrização. As medidas morfométricas dos 2 implantes imediatamente carregados mostraram um valor médio de contacto osso-implante de 92,9%. O valor correspondente para os 6 implantes carregados precocemente foi de 81,4%. Os autores concluíram que os implantes submetidos a carga imediata ou precoce se integram normalmente. Num relatório de caso, Testori e associados[48] demonstraram histologicamente que a osteointegração também pode ocorrer normalmente em caso de carga imediata. Um paciente recebeu 11 implantes na mandíbula desdentada: 6 foram imediatamente carregados para suportar uma prótese fixa provisória, e 5 foram deixados submersos.

Dois meses mais tarde, 2 implantes submersos e 1 implante imediatamente carregado foram recuperados e processados para análise histológica. Todos os implantes conseguiram a osseointegração. O contacto osso-implante foi de 38,9% para os implantes submersos e 64,2% para os implantes imediatamente carregados.

Diferentes resultados entre o primeiro grupo de estudos,[48,38,39] no qual ocorreu o encapsulamento fibroso de implantes de carga imediata, e o segundo grupo de estudos,[40,49] no qual ocorreu a osteointegração, podem estar relacionados com diferenças na concepção do estudo, condições de carga com diferentes entidades de micromoção dos implantes, qualidade óssea, e/ou materiais utilizados. Em particular, as condições de carga no campo ortopédico podem ser muito diferentes das condições de carga no caso da reabilitação dentária. A tendência actual não é considerar o movimento do implante per se como prejudicial à osteointegração, mas sim considerar um limiar de micromoção aceitável.

A hipótese para este conceito introduzido por Cameron e colegas[51] é que a micromoção na interface osso-implante pode ser tolerada abaixo de um certo limiar. Isto foi confirmado por outros autores[50] . Estes estudos parecem demonstrar que a micromoção até 150 μm deve ser considerada excessiva e, portanto, deletéria para a osteointegração. Pelo contrário, a micromoção de menos de 50 μm parece ser tolerada. Assim, o limiar crítico, embora dependente da morfologia e superfície do implante, parece situar-se entre 50 e 150 μm[50] . Apesar de um número crescente de publicações sobre carga imediata e precoce de implantes dentários em pacientes completamente desdentados que relatam altas taxas de sobrevivência para os implantes carregados, ainda existe muita controvérsia sobre a fiabilidade dos dados relatados, porque frequentemente as publicações são de qualidade metodológica insuficiente (seguimento insuficiente, tamanho de amostra inadequado, ausência de aleatorização, falta de critérios de exclusão e inclusão bem definidos, falta de critérios de sucesso bem definidos, etc.). O principal objectivo desta revisão era avaliar a fiabilidade dos estudos de carregamento precoce e imediato de implantes colocados na mandíbula desdentada e maxila e reabilitados com sobredentaduras ou próteses fixas suportadas por implantes.

# REVISÃO DE LITERATURA

## Carregamento de implantes

1. **Misch CE (1999)** declarou que as regiões posteriores da boca sustentam forças maiores, mas apresentam frequentemente uma densidade óssea mais fraca. Diminuir o factor de risco em tais regiões, é aumentar a área de superfície dos implantes. Uma análise de elementos finitos suportou a hipótese de que o comprimento do implante é um parâmetro secundário para a distribuição de tensão. Uma abordagem comum para aumentar a área de superfície do implante nas regiões posteriores, concentrando-se principalmente no diâmetro. Uma alteração no diâmetro do implante e no desenho da rosca pode aumentar a área de superfície em >300%. Tal aumento na área de superfície pode diminuir as tensões nas regiões ósseas crestais e reduzir tanto a perda óssea crestal como a falha precoce do implante.

2. **Majzoub et al (1999)** fizeram um estudo experimental inserindo implantes e, após duas semanas, foram submetidos a forças de distalização contínua de 150g durante um período de 8 semanas. Descobriu que não foi possível encontrar diferença entre as superfícies de pressão e tensão dos implantes de teste em relação à qualidade e densidade óssea dentro de um intervalo de 1000µm da superfície de fixação, também não foram encontradas diferenças estatísticas na percentagem da fracção de comprimento de contacto osso-metal entre as superfícies de pressão de teste, superfícies de tensão de teste e superfícies de controlo descarregadas.

3. **Kronstrom M et al (2001)** declarou que o fracasso precoce do implante em pacientes estava associado a factores tais como má qualidade óssea, volume ósseo insuficiente, instabilidade do implante, carregamento desfavorável do implante e hábitos tabágicos. As infecções e as respostas

do hospedeiro podem também ser factores importantes na falha de implantes dentários.

4. **Testori, T et al (2001)** avaliaram que o sucesso clínico dos implantes de 10mm ou menos (Implante Dentário Osseotita) era semelhante quando comparado com os implantes de 10mm ou mais quando colocados tanto na maxila como na mandíbula (região anterior e posterior) e observado durante quatro anos.

5. **Widmark G. et al (2001)** declararam que para a reabilitação de pacientes com maxila severamente reabsorvida por implante se verificou estar estável para acompanhamento até cinco anos após a carga. A perda marginal inicial foi de 0,6mm a um ano de seguimento e reduzida para 0,3mm em três anos de seguimento.

6. **Davarpanah M. et al (2001)** estudaram o sucesso entre os implantes autocolantes e os implantes ICE 3i durante três anos após a carga e descobriram que a taxa de sobrevivência dos implantes ICE 3i foi de 95,4% e 93,8% após 1 e 3 anos de carga e 92,9% e 91,6% foram obtidos com implantes autocolantes durante o mesmo período. Descobriu também que é mais fácil para a colocação de implantes ICE 3i do que com implantes auto-restaurantes.

7. **Donna M et al (2003)** fez um estudo para determinar se o ajuste de uma prótese suportada por implantes muda através da carga cíclica e da quantidade de mudança entre os cilindros de ouro e o pilar do implante ao longo do tempo. Concebeu um sistema modelo com 5 implantes dispostos num arco com espaçamento interino uniforme (10mm) entre implantes e uma força de pré-carga cíclica de 10 Ncm foi aplicada e medida a partir de quatro locais diferentes em torno do pilar. Ele descobriu que houve uma diminuição significativa nas medições de espaçamento considerando cada ponto de referência separadamente quando a carga foi aplicada à porção anterior do trabalho de armação

(P=0,024) mas não quando a carga foi aplicada unilateralmente (P=0,33) e bilateralmente (P=0,35), assim ele concluiu que a carga cíclica das armações suportadas por implantes causou alterações no ajuste da armação aos pilares de implantes de suporte.

**Carregamento imediato de Implantes**

8. **Yukana RA (1991)** sugeriu a partir do seu estudo que os implantes dentários revestidos com HA podem ser colocados com sucesso em tomadas de extracção frescas utilizando técnicas de colocação de implantes de outro modo padrão e que pareciam ser clinicamente bem executados em tomadas de extracção frescas e em locais sarados.

9. **Zarb GA, Schmitt et al (1991)** fizeram um relatório de estudo de 5-10 anos de resultado do tratamento de um paciente desdentado com pontes suportadas por implantes osseointegrados e descobriram que 88,32% dos implantes permaneceram osseointegrados e 85,04% destes implantes foram utilizados para suportar pontes fixas e overdentures.

10. **Novaes Junior AB et al (1995)** declararam que a colocação de implantes imediatos é aconselhável se certas etapas pré-operatórias e pós-operatórias forem cuidadosamente seguidas e se o desbridamento meticuloso do alvéolo for feito durante a colocação e carregamento imediato do implante. Declarou também que a cobertura total dos tecidos moles foi alcançada 1 a 2 semanas após o implante.

11. **Listgarten et. al (1997)** declararam que um requisito básico para o sucesso do implante, tal como a estabilidade no momento da inserção e que após a carga do implante depende de um volume ósseo adequado, densidade e implantes mais longos e largos e uma carga atrasada de 3-6 meses.

12. **Lazzara RJ et al (1998)** avaliaram a eficácia da carga de implantes dentários osseotites aos dois meses e para determinar o efeito da carga precoce no desempenho e sobrevivência dos implantes. Nisto, tomou 429

implantes osseotites e carregou-os imediata ou precocemente e descobriu que a taxa de sobrevivência acumulada dos implantes era de 98,5% aos 12,6 meses e a sobrevivência pós-carga de 99,8% aos 10,5 meses.

13. **Pillar RM et al (1998)** afirmaram que a fixação implanto-óssea ocorre principalmente através do intertravamento mecânico do osso com a superfície do implante e igualmente importante para o estabelecimento de uma fixação rígida é a taxa a que se atinge porque taxas mais rápidas permitem uma carga mais precoce do implante e menos hipóteses de carga precoce inadvertida que possam impedir a osteointegração do implante.

14. **Esposito M et al (1998)** identifica os seguintes factores a associar à falha biológica dos implantes orais: estado médico dos pacientes, tabagismo, qualidade óssea, enxerto ósseo, terapia de irradiação, parafunções, experiência do operador, grau de trauma cirúrgico, contaminação bacteriana, falta de antibióticos pré-operatórios, carga imediata, procedimento não submerso, número de implantes que suportam uma prótese, características da superfície do implante e desenho.

15. **Collart B e H De Bruyn (1998)** estudaram comparando a consideração clínica e a sobrevivência da fixação ao utilizar o procedimento cirúrgico convencional de 2 fases com a abordagem cirúrgica de 1 fase em mandíbulas total e parcialmente desdentadas. Implantaram 170 implantes em 1 fase de abordagem e 70 implantes num procedimento de 2 fases para pacientes desdentados e parcialmente desdentados e analisados após 1 ano de carga funcional. A análise estatística não revelou qualquer diferença na sobrevivência do fixador entre o procedimento cirúrgico de 1 fase e o procedimento convencional de 2 fases.

16. **Bergendal T e B Engquist (1998)** avaliaram a função clínica e o prognóstico a longo prazo das sobredentaduras retidas por um pequeno número de implantes na maxila e mandíbula e descobriram que a taxa de

sobrevivência acumulada após 7 anos de carga era de 75,4% na maxila e 100% na mandíbula.

17. **Zubery Y et al (1999)** estudaram a inserção de Implantes Transitórios Modulares (MTI) na mandíbula canina e o seu posterior carregamento e exame histológico após 12 semanas de implantação não mostraram qualquer diferença estatística na percentagem de contacto osso-implante entre implantes carregados e descarregados. Nos implantes bem sucedidos, o osso trabecular fez bom contacto com o implante, formando escoras de suporte.

18. **Emmer T.J et al (1999)** declarou que, sem alívio, a transmissão da força sub-mucosa é elevada e pode afectar negativamente o processo de cura ou osteointegração numa carga imediata de implante. Se for utilizado um softliner numa prótese de transição, a força transmitida é pequena e pode ajudar a melhorar o sucesso clínico da prótese de implante.

19. **Misch CE et al (1999)** relataram que a perda óssea durante 3 fases, ou sèja, da fase I à fase II da cirurgia: fase II sem recuperação até ao parto protético (período transitório) e parto protético até ao primeiro ano após o carregamento foi encontrado 0,21mm-0,36mm; 0,12mm-0,20mm e média de 0,29mm respectivamente. Assim, sugeriu que o desenho do implante dentário baseado na qualidade óssea deveria minimizar a falha geral do implante e a perda óssea da crista, independentemente da densidade óssea.

20. **Ericsson, I et al (2000)** observaram que o sucesso de um procedimento cirúrgico de uma fase e carga imediata, em comparação com as duas fases originais

O conceito foi considerado semelhante em observação durante cinco anos após o carregamento.

21. **Caudill, R. et al (2000)** avaliaram o efeito da exposição espontânea dos implantes em duas fases e do contacto ósseo histológico em cada visita

semanal durante as primeiras 3 semanas, depois 1,2 e 3 meses e depois de 6 meses de carga e descobriram que o contacto do tecido fibroso era significativamente maior no grupo exposto involuntariamente do que os implantes não expostos na maxila. Da mesma forma, os implantes expostos apresentavam menos contacto fibroso. Assim, sugeriu que a exposição acidental de implantes em duas fases deveria resultar em semelhanças globais no contacto ósseo pós-carga com implantes em duas fases que permanecem submersos durante o período de cicatrização pós-operatória precoce.

22. **Holt, R et al (2001)** declarou que aos 6 meses após a carga, a percentagem do implante na categoria de sucesso era mais favorável para exposição imediata (88%) do que os locais não expostos (50%). Assim, uma abordagem de uma fase do implante fornece resultados clínicos semelhantes aos da abordagem cirúrgica de duas fases.

23. **Pane A.G et al (2001)** avaliaram a carga progressiva e imediata de 20 implantes cónicos não cortados na mandíbula desdentada com sobredentaduras e mostraram que a carga imediata foi bem sucedida durante um ano de observação.

24. **Ganeles J et al[12] (2001)** colocaram 186 implantes, dos quais 161 foram imediatamente carregados com restaurações temporárias fixas de vários desenhos. Após a fase de cura (geralmente 3-6 meses) e antes do fabrico das próteses finais, 160/161 dos implantes imediatamente carregados (99%) e 185/186 de todos os implantes colocados (99,5%) foram considerados clinicamente e radiograficamente bem sucedidos. Foi utilizada uma variedade de diferentes implantes de superfície rugosa, e foram colocadas tanto próteses cimentadas como aparafusadas. O seguimento dos pacientes variou de 13-41 meses em função (média = 25 meses), sem falhas adicionais de implantes. A satisfação dos pacientes

com esta técnica de carga/temporização imediata de implantes tem sido muito elevada.

25. **Chiapasco e colegas de trabalho**[16] **(2001)** publicou um estudo comparativo prospectivo da carga imediata e convencional de mandíbulas com implantes suportados pelo Branemark System. Vinte pacientes com mandíbulas desdentadas foram distribuídos aleatoriamente em 2 grupos: carga imediata dentro de 24 horas e carga convencional seguindo um protocolo padrão para implantes submersos (3 a 6 meses de período de espera para obter osseointegração). Os critérios de inclusão bem definidos foram semelhantes aos apresentados nos artigos acima mencionados.[17,38,40] O seguimento foi de 2 anos em média e a taxa de sucesso cumulativo, reportada de acordo com os critérios de Albrektsson e associados,[18] foi de 97,5% em ambos os grupos.

26. **Juan Carlos, Jalbout et al(2002)** investigaram colocando 87 plantas de ácido endosteal em forma de parafuso gravadas, plantas de Osseotite em 11 pacientes tanto na maxila como na mandíbula e carregadas dentro de 72 horas após a colocação cirúrgica com uma sobredentadura e observadas durante 2 a 3 anos após a carga. Descobriram que todos os implantes foram bem sucedidos. Não houve mobilidade dos implantes ou radiolucência periimplantar. O nível ósseo foi medido no 12º e 24º mês. O nível médio de osso radiográfico desde a plataforma do implante até ao primeiro contacto osso-implante foi de 0,654 mm no 12º mês e de 0,946 mm no 24º mês. Concluíram que uma elevada taxa de sucesso pode ser alcançada quando implantes com uma superfície híbrida, maquinados/acessórios, são imediatamente carregados dentro de 48 horas após a colocação cirúrgica na maxila e na mandíbula.

27. **Gatti e Chiapasco**[20] compararam prospectivamente o resultado clínico dos implantes padrão do Sistema Branemark MK II e dos implantes do Sistema Branemark Cónico Transmucosal. Dez pacientes foram

atribuídos aleatoriamente aos 2 grupos. Em ambos os grupos, 4 implantes por paciente foram colocados antes dos foramina mentais, rigidamente divididos com uma barra, e imediatamente carregados com uma sobredentadura suportada por implantes. Os pacientes foram seguidos durante um mínimo de 24 meses. Os implantes foram avaliados no momento da carga imediata e 12 e 24 meses após a carga protética com parâmetros clínicos peri-implantares. A avaliação radiográfica das alterações do nível ósseo peri-implantar foi realizada com radiografias panorâmicas realizadas 12 e 24 meses após o início da carga protética. Não foram encontradas diferenças significativas entre os 2 grupos aos 12 e 24 meses. A taxa de sucesso acumulada de implantes de acordo com os critérios de sucesso foi de 100% em ambos os grupos após 2 anos de carga funcional

28. **Thomas J. Balshi, Glenn J et al (2003)** desenvolveram o seu próprio protocolo chamado dentes num dia (tm) que utiliza uma prótese de conversão expandida para incluir a reconstrução completa do maxilar do arco. O protocolo exigia a confecção de uma prótese dentária preliminar num dia (tm) antes da cirurgia. convertendo a prótese provisória numa prótese não removível suportada por implantes. Foram colocados 64 implantes para suportar um conjunto fixo de dentes no dia da colocação do implante e observados durante 18 meses. A taxa de sobrevivência foi de 98,4%.

29. **Romanos (2004)** apresentou uma investigação sobre carga imediata utilizando um novo desenho inovador de implantes, Ankylos. Estudou os resultados do sucesso do implante em duas modalidades de tratamento, ou seja, sobredentadura removível e reconstruções fixas, e demonstrou que a osteointegração bem sucedida pode ocorrer quando os implantes são colocados e carregados na presença de algumas condições específicas como estabilidade primária, qualidade óssea suficiente e eliminação do

micromovimento do implante antes de a integração óssea estar completa. Afirmou que não se pode observar formação de tecido fibroso (encapsulamento), o contacto osso-implante (osteointegração) foi considerado excelente entre os implantes imediatamente carregados e o osso alveolar circundante. O sistema de implantes Ankylos com o seu desenho de rosca progressiva promove com sucesso a estabilidade primária e clínica no momento da colocação do implante. Também pode ser colocado com sucesso em áreas de má qualidade óssea, como maxila e parte posterior da mandíbula, quando as forças de carga foram controladas com dieta suave, imobilização e micromovimento reduzido.

30. **Nkenke E et al (2004)** avaliaram a quantidade de contacto osso-implante quando os implantes foram carregados imediatamente e atrasados, respectivamente. Para este 6 implantes XiVE foram colocados de cada lado da maxila em 9 minipigs, quer após a preparação do local do implante por uma técnica de osteótomo, quer por brocas em espiral. Os implantes foram restaurados com restaurações provisórias fixas e carregados imediatamente ou após períodos de cura de até 5 meses. Após um período de carga de 6 meses foram preparados espécimes histológicos e foram determinados e revelados que a relação BIC no lado palatal foi significativamente influenciada pela técnica de preparação do local do implante (P=0,001) e pelo período de cicatrização (P = .02). Assim, declarou que os implantes bem sucedidos imediatamente carregados efectuavam o mesmo que os implantes submetidos a um período de cicatrização sem carga antes da carga, no que diz respeito aos dados histomorfométricos.

31. **Degidi M, Scarano A et al (2005)** estudaram o efeito histológico e histomorfométrico da remodelação óssea em implantes dentários de titânio imediatamente carregados e descarregados em 12 pacientes com implantes extra. 6 pacientes receberam carga imediata nos implantes

extra, enquanto os outros 6 pacientes tiveram o implante extra coberto e mantido descarregado durante todo o período de cicatrização. Os resultados da avaliação histológica mostraram uma maior actividade celular em torno dos implantes carregados do que em torno dos implantes descarregados. Os carregados mostravam áreas de osso lamelar maduro com trabéculas espessas e secretando activamente osteoblastos. Havia também um nível significativo de coloração tetraciclina no osso em redor do implante, o que indica um elevado nível de osso peri-implantar pré-existente mantido. Os resultados foram todos significativamente mais elevados nos implantes carregados do que nos implantes descarregados, mas ambos os sistemas mostraram taxas de remodelação óssea comparáveis (2um em amostras descarregadas e 3um em amostras carregadas). Estes BRR caem no intervalo que é indicativo de remodelação óssea lamelar. Este estudo indica que o carregamento do osso peri-implantar estimula a remodelação óssea, ao mesmo tempo que ajuda a preservar uma maior quantidade do osso pré-existente. A remodelação resultante parece acontecer a um ritmo semelhante em locais de implantes carregados e descarregados, mas os locais de implantes carregados produzem uma maior percentagem de osso lamelar. Em conclusão, o carregamento imediato de um implante não afecta de forma prejudicial o osso peri-implantar, desde que as forças resultantes sejam mantidas dentro de um nível de tolerância biológica.

32. **Degidi M e Piattelli A (2005)** demonstraram um estudo de análise comparativa de 702 implantes dentários submetidos a carga funcional imediata (IFL) e carga não funcional imediata (INFL) a períodos de cura tradicionais com um seguimento de até 24 meses e descobriram que uma taxa de sucesso global de 99,2% para as próteses IFL. Todos os implantes restaurados no grupo IFL foram colocados numa mandíbula desdentada e foram divididos pela estrutura da prótese, melhorando assim os

implantes. No grupo INFL, apenas um dos 135 implantes falhou (99,2% de sucesso). O grupo INFL consistiu em arcos parcialmente desdentados. Foram utilizados 113 implantes para suportar próteses parciais fixas, enquanto que 22 implantes foram restaurados como unidades únicas. Os factores mais importantes para o sucesso dos implantes foram a estabilidade primária e a minimização das tensões de contacto (por exemplo, oclusal e interproximal). A capacidade de alcançar a estabilidade primária é da maior importância para a sobrevivência de qualquer implante. Verificaram os padrões utilizados por estudos anteriores para avaliar a estabilidade primária e manter o torque de colocação deve ser superior a 25Ncm, a fim de proceder à restauração imediata. Se a análise da frequência de ressonância também for realizada, um quociente de estabilidade do implante superior a 60 indicaria um nível adequado de estabilidade primária para apoiar uma restauração imediata sem o desenvolvimento de efeitos prejudiciais.

33. **Kung-Rock Kwon et al (2005)** produziram relatórios clínicos alcançando função imediata com próteses provisórias após a colocação de implantes em duas técnicas diferentes, num paciente são colocados dois implantes com dois implantes de transição em cada um na região canina da mandíbula e é dada uma sobredentadura provisória que foi suportada por quatro implantes de transição. Após seis meses, foi obtida a osseointegração definitiva e, noutros pacientes, os implantes são colocados longe um do outro como anatomicamente possível para optimizar a distribuição da carga, uma barra rígida foi entregue após 3 dias para minimizar o micro movimento e a sobredentadura é entregue. Após quatro anos de seguimento bem sucedido de implantes/denxertos e adaptação do paciente podem ser vistos. Ambas as opções ajudaram a reduzir o tempo entre a colocação do implante e a restauração da função

maticadora do paciente, tornando o tratamento com implantes mais aceitável para o paciente.

34. **Farzin Ghanavati, et al (2006)** estudaram os efeitos do tempo de carga na osteointegração e na formação de novos ossos em torno de implantes dentários (histológicos e histomorfométricos) na região dos pré-molares inferiores de 15 cães após a extracção dos pré-molares inferiores. Carregaram os implantes em 48hrs ou 1 semana depois com coroas metálicas ou pré-fabricadas em acrílico ou foram deixados sem carga e avaliados a superfície osso-implante após 3 meses. Verificaram que não havia diferença significativa entre os três grupos (P>0,05); contudo o grupo descarregado teve o maior grau de contacto osso-implante e o grupo carregado 48 horas após a inserção do implante primário teve o menor grau de contacto osso-implante. O tipo de prótese não teve qualquer efeito significativo na taxa de sucesso do implante (P >0,05). A percentagem de osso lamelar e tecido de osso recém-formado também não diferiu nos três grupos (P >0,05). Um implante de cada grupo falhou neste estudo.

35. **Nikolas Tselios et al (2006)** colocaram imediatamente um implante na restauração anterior e funcional maxilar utilizando uma aplicação CAD/CAM e avaliaram após 4 meses. Descobriu que o implante foi osseointegrado com sucesso e com a ajuda da tecnologia CAD/CAM o pilar definitivo foi colocado exactamente dentro do espaço tridimensional que o pilar provisório ocupava, minimizando qualquer outra adaptação de tecidos moles e aumentando a previsibilidade.

36. **Paulo Cezar et al (2006)** descreveram uma técnica para a substituição de um implante perdido envolvendo a utilização de moldes, guias de brocas e brocas do sistema para substituir um implante de 4,5 mm de largura perdido por um implante de 5 mm de largura. O procedimento cirúrgico foi simplificado para optimizar o processo de cicatrização e para ser mais

confortável para o paciente. A precisão dos modelos e das guias permitiu a posição ideal do implante e a utilização imediata da prótese fixa original suportada por implantes.

37. **Degidi, Marco, Piattelli et al (2007)** realizaram um estudo retrospectivo sobre uma grande série de implantes de carga imediata pós extracção (IL) de Jan 1995-Out 2004, colocando 658 dispositivos de IL em locais curados. Não foram detectadas diferenças estatísticas entre as variáveis estudadas, nenhuma perda óssea marginal ou reduzida foi considerada como um indicador da taxa de sucesso para avaliar o efeito de vários factores relacionados com o hospedeiro, a cirurgia, e o implante. Foi então realizado um modelo linear geral para detectar essas variáveis estatisticamente associadas à perda óssea marginal. O modelo linear geral mostrou que a idade mais jovem (corte, 55 anos) e o osso mais duro estão relacionados com uma junção de pilares de inserção delta mais baixa (ou perda óssea marginal) e, portanto, um melhor resultado. Descobriram que os implantes de IL pós-extractiva têm uma alta taxa de sobrevivência e uma taxa de sucesso semelhantes aos relatados em estudos anteriores de procedimentos em duas fases ou em implantes de IL inseridos em osso curado.

38. **Hiroyuki Imoto et al (2007)** estudaram para clarificar o efeito da carga mecânica na estrutura trabecular do osso peri-implantar e a sua correlação com o valor do quociente de estabilidade do implante (ISQ) tanto no lado carregado como no lado não carregado. Inseriram implantes em 3 cães de cada lado e carregados após 3 meses de cicatrização no lado direito e no lado esquerdo, os implantes foram cobertos com mucosa e descobriram que não se notava qualquer diferença significativa entre os dois lados. Observou-se osso lamelar à volta do implante em ambos os lados. Esta descoberta revelou que as alterações na estrutura óssea devido à carga

funcional dos implantes tiveram um efeito negligenciável ou nulo sobre o valor ISQ.

**Atraso no carregamento de Implantes**

39. **Naert et al (2001)** avaliaram que a substituição de um único ou vários dentes por meio de restaurações de um único implante ( Sistema) foi considerada uma opção de tratamento fiável com um bom prognóstico a longo prazo e que as falhas foram mais concentradas durante o período de cicatrização e a fase de carga imediata

40. **Robert L Simon (2003)** estudou um relatório clínico retrospectivo de dez anos sobre coroas molares e pré-molares unitárias suportadas por implantes, onde tomou em consideração a restauração de implantes distribuídos em 36 pré-molares superiores, 20 pré-molares inferiores, 20 molares superiores e 50 molares inferiores e estiveram em função durante um ano médio de 3 anos 8 meses após duas fases de procedimento cirúrgico e carregamento e descobriu que o sucesso da osteointegração dos implantes foi de 96%.

41. **Chen S, Wilson T et al (2004)** fez uma revisão da base biológica, procedimentos clínicos, e resultados na colocação imediata ou precoce de implantes após a extracção dentária. Afirmou que embora existam algumas vantagens na colocação de implantes imediatamente após a extracção, estudos sugeriram que a colocação imediata pode levar à infecção e à falta de fecho de tecidos moles e deiscência de retalho no local de extracção. Localizaram 31 estudos que fornecem informações sobre implantes imediatos e retardados. Estes estudos mostraram a necessidade de definições mais claras da colocação de implantes, e as alterações morfológicas, dimensionais e histológicas envolvidas. A maioria dos artigos detalhava o tratamento com implantes imediatos. Os que registaram implantes atrasados mostraram uma espera de 4 a 8 semanas após a extracção para colocar o implante. Algumas das

vantagens do procedimento de implante retardado foram que os locais apresentavam menores casos de infecção e elevada área e volume de tecido mole. No entanto, este procedimento também leva à reabsorção da crista em dimensão bucolingual. Os implantes devem ser colocados 4 a 8 semanas após a extracção para permitir a cura adequada. Os defeitos de peri-impacto ligados a implantes imediatos e retardados podem levar à regeneração. Os procedimentos de aumento podem ser requeridos em locais com HDs superiores a 2 mm. Os dados não deram qualquer informação sobre procedimentos óptimos de aumento ósseo para tais casos, mas recomenda-se a utilização de membranas reabsorvíveis. Globalmente, não houve diferença nos resultados de sobrevivência a curto prazo de implantes imediatos ou retardados ou implantes em cristas alveolares cicatrizadas.

# DEFINIÇÃO

A osteointegração foi originalmente definida como uma ligação estrutural e funcional directa entre o osso vivo ordenado e a superfície de um implante portador de carga[1] . Diz-se agora que um implante é considerado como osseointegrado quando não há movimento relativo progressivo entre o implante e o osso com o qual tem contacto directo[2] . Na prática, isto significa que na osteointegração existe um mecanismo de ancoragem através do qual os componentes não vitais podem ser incorporados de forma fiável e previsível no osso vivo e que esta ancoragem pode persistir em todas as condições normais de carga[3] . As observações iniciais da osteointegração foram feitas nos anos 50 durante o estudo da circulação na medula óssea .[4]

**A osteointegração**, ou ancoragem previsível a longo prazo de análogos de raiz dentária no osso, é definida como "um processo pelo qual se consegue uma fixação rígida clinicamente assintomática de materiais aloplásticos, e a sua manutenção, no osso durante a carga funcional"[5] .

A osteointegração denota pelo menos algum contacto directo do osso vivo com a superfície de um implante à luz de um nível microscópico de ampliação. A fixação rígida define um implante sem mobilidade observada com 1 a 500 gm. de força aplicada no sentido vertical ou horizontal.

A capacidade única do osso para remodelar de acordo com cargas funcionais impostas parece ser um procedimento dependente do tempo, mas o resultado final é uma interface muito forte se o implante não for sobrecarregado durante a sua incorporação ou organização interfacial. Isto significa que o osso crescerá em irregularidades superficiais do implante com a resultante estabilização tridimensional.

Características de desenho, tais como fios de implante, representam ampliações de superfície na macroscala. O osso completo em crescimento pode ocorrer nessas ampliações macroscópicas de superfície, desde que um mínimo de 100 mm de espaço esteja disponível.

**O Dr. Per-Ingvar** cunhou o termo "osseointegração"[2] .

**Karl Donath,** na Alemanha, foi o primeiro a demonstrar claramente que os implantes metálicos podiam ser ancorados no osso sem uma interface separadora de tecidos moles.

**a)      Retenção fibroso-óssea vs Osseointegração**

Os dois meios básicos de retenção de um implante dentário endosteal em funçao são

(i)      Retenção fibro-óssea

(ii)     Osseointegração

Segundo a Academia Americana de Dentisteria de Implantes (AAID). Glossário de termos (1986), o termo retenção fibro-óssea é definido como a interposição tecido-a-implante de tecido colagénio saudável e denso entre o implante e o osso[5] . Weiss[6] defendeu a presença de fibras de colagénio na interface entre o implante e o osso, e interpreta-o como uma membrana peri-implantar com um efeito osseogénico. Declarou que as fibras de colagénio investem o implante, com origem numa trabécula de osso esponjoso de um lado tecendo à volta do implante e reinserindo numa trabécula do outro lado.

Quando a função é aplicada ao implante, ocorre tensão e compressão. A diferença entre os dois resulta numa corrente bioeléctrica (corrente piezoeléctrica) que induz a diferenciação em componentes de tecido conjuntivo associados à manutenção óssea. Assim, a premissa das fibras tornou-se osteogénica.

Quando a carga imediata é feita em implantes, há formação de encapsulamento de tecido fibroso, enquanto os implantes não carregados osseointegram normalmente. Estas observações foram confirmadas por outros estudos com implantes do tipo parafuso de titânio[7] . Em contraste com os estudos acima mencionados, há também relatórios na literatura experimental e clínica de implantes expostos a carga precoce ou imediata, seguida de osteointegração bem sucedida[8] .

Presuntos e salsichas descreveram que foi encontrada uma camada de tecido mole após um ano de inserção de implantes em ossos longos de ratos e cães[9] . Kohler descreveu uma interface de tecido fibroso de 50 a 250 micron de espessura em torno de implantes de titânio em cães. Cook et al[10] relataram uma camada fibrosa de uma a duas camadas celulares de espessura entre o implante e o osso em titânio poroso, titânio texturizado e implantes de liga de cobalto-crómio-molibdénio. Mas Karagian encontrou uma ancoragem óssea quando os implantes foram inseridos num porco em miniatura. Robert et al[11] relataram que um calo em ponte teve origem a poucos milímetros do local do implante e da malha de osso tecido atingindo a superfície do implante em aproximadamente 6 semanas quando carregado imediatamente, mas é insuficiente para atingir a capacidade máxima de carga, pelo que uma carga provisória/transicional de menor força que se distribuiu baixando a tensão.

O osso compacto máximo foi atingido em aproximadamente 1 ano após a colocação do implante. defendeu a imobilização completa do sistema durante 3 a 6 meses antes de o colocar em função. Pelo contrário, Weiss[6] propôs que o sistema fosse colocado em plena função num período de um a dois meses.

**b)**    **Osseointegração vs Biointegração:**

A retenção mecânica refere-se basicamente ao sistema de substrato metálico como o titânio ou liga de titânio. A retenção é baseada em formas de subcortes tais como aberturas, ranhuras, covinhas, parafusos, etc. e envolve contacto directo entre a camada de dióxido no metal de base e o osso, sem ligação química. A retenção bioactiva é obtida com materiais bioactivos como o HA, que se ligam directamente ao osso, semelhante à anquilose dos dentes naturais. A matriz óssea é depositada sobre a camada de HA como resultado de algum tipo de interacção físico-química entre o colagénio do osso e os cristais de HA do implante.

A pulverização por plasma e o revestimento por pulverização iónica são duas técnicas utilizadas para revestir implantes metálicos com HA. Davis et al demonstraram que um contacto osso-implante de 75% ocorre quando a superfície foi pulverizada com plasma, um 49% quando a pulverização de iões e apenas 29% quando foi utilizado implante de liga Ti6Al4V não revestida. A quantidade de contacto osso-implante é relativamente semelhante tanto para carga imediata como retardada de implantes semelhantes.

c) **Superfície de Implante Ósseo:**

A investigação ultra estrutural entre implantes e osso em áreas de integração óssea revelou uma zona de material amorfo entre o implante e o osso. A natureza química exacta da interface que se forma entre esta camada amorfa e a superfície metálica do implante está ainda por determinar. Foi teorizada, no entanto, a fraca ligação de Vander Waals, ligação química directa ou uma combinação dos dois pode estar presente. O material de implante em questão é o factor mais importante que determina a natureza química desta interface. A ligação química do material do implante ao osso circundante é um fenómeno bem descrito com certos materiais, tais como fosfato de cálcio, cerâmica. Outros materiais, tais como ligas, carbono, óxido de alumínio e a maioria dos polímeros, têm uma ligação química interfacial mínima a inexistente, mas têm um excelente contacto ósseo.

Ganeles J et al[12] colocaram 186 implantes, dos quais 161 foram imediatamente carregados com restaurações temporárias fixas de vários desenhos. Após a fase de cura (geralmente 3-6 meses) e antes da fabricação das próteses finais, 160/161 dos implantes imediatamente carregados (99%) e 185/186 de todos os implantes colocados (99,5%) foram considerados clinicamente e radiograficamente bem sucedidos. Foi utilizada uma variedade de diferentes implantes de superfície rugosa, e foram colocadas tanto próteses cimentadas como aparafusadas. O seguimento dos pacientes variou de 13-41 meses em função (média = 25 meses), sem falhas adicionais de implantes. A satisfação dos pacientes com esta técnica de carga/temporização imediata de implantes tem sido muito elevada. Isto mostra que a superfície osso-implante não é significativamente afectada pelo tipo de carga feita nos implantes.

**d)** **Interface Mucoperiosteal-Implant Interface**:

O epitélio juncional está localizado na porção apical do sulco e esta porção do epitélio é aderente à superfície do implante. A investigação ultra-estrutural deste anexo revelou que a célula epitelial juncional aderiu à superfície do implante com uma lâmina basal e hemidesmosomas da mesma forma que eles se ligariam aos dentes.

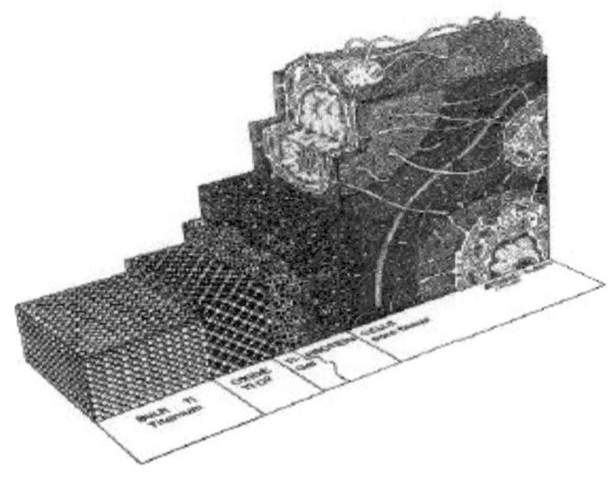

## OPÇÃO PROTÉTICA PARA IMPLANTES DENTÁRIOS

Em 1988, Misch relatou cinco opções protéticas diferentes disponíveis na odontologia de implantes[13] . São elas:

- FP1- Prótese fixa; substitui apenas a coroa que parece um dente natural

- FP2- Prótese fixa; substitui a coroa e uma porção da raiz; metade do contorno da coroa mas é alongado ou hipercontornado na metade gengival.

- FP3- Prótese fixa; substitui coroas em falta e cor gengival e porção do sítio edêntulo; a prótese usa mais frequentemente dentes de dentadura e gengival acrílico, mas pode ser de porcelana a metal.

- RP4- Prótese removível; sobredentadura suportada completamente por implante

- RP5- Prótese removível: sobredentadura suportada tanto por tecido mole como por implante.

Na entrega de próteses de implantes, a opção acima para próteses disponíveis é tomada em consideração. A opção protética disponível ao considerar a carga imediata e retardada é semelhante, no entanto, ao considerar a carga imediata de implantes, a opção protética de FP1, FP2 e RP5 é favorável em comparação com a carga retardada que pode ser feita em todas as opções protéticas.

Outro factor de sucesso a longo prazo na implantologia dentária é o estado da boca e dos dentes de cada paciente e a estrutura relacionada[13] .

## FACTORES ASSOCIADOS À FALHA PRECOCE E TARDIA DO IMPLANTE OSSEOINTEGRADO

Um implante falhado é definido como um implante que tem um prognóstico sem esperança, como um implante clinicamente móvel, um implante que exibe perda contínua de suporte ósseo que é refratário à intervenção clínica, implantes fracturados, perda de osso que se estende para estruturas anatómicas vitais, e implantes que não podem ser utilizados para restaurações[76] . A longevidade dos implantes dentários depende da integração entre implantes e tecidos orais duros e moles1. Factores relacionados com o paciente, tais como fumar e qualidade/quantidade óssea, trauma cirúrgico, e contaminação durante a cirurgia de implantes têm sido associados a falhas que ocorrem durante a fase de cicatrização e antes da carga, denominadas falhas precoces[76-77] . O fracasso tardio dos implantes parece estar relacionado com a peri-implantite e a sobrecarga .[78]

**Falhas iniciais**

**a)      Qualidade dos ossos**

Uma complicação na colocação de implantes dentários é o comprometimento da qualidade e quantidade de osso. Num estudo multi-clínico retrospectivo, foram inseridos 8.139 implantes e seguidos durante cinco a oito anos[79] . Na mandíbula, a taxa de sucesso de 99,1% foi relacionada, e na maxila, 84,9%. A taxa de insucesso em casos de qualidade e quantidade de osso comprometida foi aumentada em relação ao insucesso em locais com excelente qualidade e quantidade óssea, de acordo com um estudo prospectivo relatando o estado de seguimento de 3 anos de 120 overdentures e 444 implantes dentários. As taxas de falha de sobredentadura maxilar (27,6%) foram quase nove vezes superiores às taxas de falha de sobredentadura mandibular (3,3%)[80] Vários estudos confirmaram estes resultados, portanto, existe um consenso na literatura de que os pacientes com a qualidade e a quantidade óssea mais pobre correm um risco significativamente maior de falha de implantes. [81] Clinicamente, isto é manifestado por maiores taxas de sucesso de implantes na mandíbula anterior versus maxila posterior e por maiores taxas de insucesso de implantes mais curtos versus mais longos[81] . Outro resultado interessante destes estudos foi a maior taxa de insucesso durante períodos de cicatrização precoce do que mais tarde (8,8% versus 3,7%)

**b)**  **Trauma cirúrgico**

Trauma cirúrgico, principalmente calor gerado na altura da perfuração, elevação da aba periodontal, e pressão excessiva durante a colocação do implante é uma causa suspeita de falha do implante. [82] Foi demonstrado que o aquecimento dos implantes de teste a 47° C ou 50° C durante 1 minuto causou uma redução significativa da formação óssea nos implantes, enquanto que não foram observados efeitos significativos após o aquecimento a 44° C durante 1 minuto15. A falha está frequentemente associada a um tecido conjuntivo fibroso ou a uma extensão apical do epitélio juncional que rodeia o implante16. Parece que a hipótese de trauma cirúrgico como causa de falha do implante precisa de ser melhor avaliada. Não obstante, existe consenso sobre o impacto negativo do sobreaquecimento na falha do implante.[82,83]

**c)**  **Contaminação**

Foi feita a hipótese de que a hipótese de integração dos implantes pode ser posta em risco pela presença intra-oral de bactérias e concomitante reacção inflamatória. Num estudo multicêntrico prospectivo sobre a utilização de implantes dentários em pacientes parcialmente desdentados, os poucos fracassos iniciais concentraram-se em indivíduos com elevado índice de placa e gengival[84] .

**d)      Factores relacionados com o paciente**

**i)      Fumar**

O consumo de cigarros é considerado como um factor de risco importante para a periodontite, e também parece aumentar o risco de falha do implante. Dois estudos retrospectivos em 1.138 pacientes mostraram que o uso de tabaco pelo paciente estava significativamente associado à saúde dos tecidos moles em redor do implante18 e as taxas de insucesso para implantes mais curtos eram muito elevadas nos fumadores[85].

**ii)      Saúde sistémica**

Considerando que a osseointegração é essencialmente um processo de cicatrização de feridas, factores que interferem com a reparação, tais como condições sistémicas, podem contribuir para o insucesso dos implantes. Estudos sobre o impacto de condições sistémicas seleccionadas, incluindo diabetes mellitus, deficiência de estrogénio, osteoporose, bem como, o efeito da quimioterapia e radioterapia no sucesso dos implantes orais em pacientes foram revistos. Pouco se sabe sobre o efeito da quimioterapia na osteointegração e sobrevivência dos implantes dentários endósteos.

Kovacs[86] num estudo retrospectivo relacionou que a quimioterapia não era prejudicial à sobrevivência e sucesso dos implantes dentários na mandíbula. Os pacientes que foram submetidos a radioterapia e cirurgia para o cancro podem beneficiar particularmente da reconstrução com implantes. Contudo, existem resultados contraditórios sobre a utilização de implantes osseointegrados em pacientes que recebem radioterapia. Goto et al.[87] demonstraram taxas de sobrevivência dos implantes de 79,7% em osso irradiado e 93,5% em osso não irradiado. Um estudo prospectivo determinou que a sobrevivência dos implantes é significativamente influenciada pela localização (maxila ou mandíbula, 59% e 85%) e pela dose de irradiação no local do implante (< 50 Gray ou >/= 50 Gray, p = 0,05)[88] . Por enquanto, a implantação em osso irradiado deve ser uma operação cuidadosamente planeada em pacientes seleccionados com um protocolo terapêutico rigoroso.

**Falha posterior**

**a)      Sobrecarga**

A sobrecarga de implantes pode ser causada por um grande número de factores, incluindo o desenho e tamanho subóptimo do implante; um número insuficiente de implantes para suportar a restauração; pilares mal talhados; pônticos excessivamente cantileverizados; implantes mal posicionados; o tipo errado de restauração para a condição clínica; perda de osso de suporte; forças parafuncionais excessivas; e não manutenção dos componentes.

O afrouxamento dos parafusos ou a perda de cristais ósseos são frequentemente os primeiros sinais detectáveis de sobrecarga de implantes, e justificam uma acção imediata. No estudo clínico, o efeito da sobrecarga de fixação foi examinado em 98 pacientes com próteses totais fixas ou sobredentadura. A perda óssea marginal excessiva após o primeiro ano de carga e/ou perda de fixação correlacionou-se bem com a presença de sobrecarga[89] . Os tecidos marginais peri-implantares que rodeavam os implantes tardios falhados apresentavam infiltrados inflamatórios moderados localizados junto e por baixo do epitélio juncional; enquanto os tecidos peri-implantares profundos que rodeavam os implantes móveis consistiam de uma cápsula de tecido fibroso denso com inflamação mínima. O crescimento epitelial em declive também foi observado[82] Por conseguinte, a literatura sugere que a reabsorção óssea peri-implantar pode ocorrer sob sobrecarga oclusal.

**b)    Peri-implantite**

O biofilme forma-se em todas as superfícies duras e não desbastantes num sistema fluido, ou seja, tanto nos dentes como nos implantes orais. Como resultado do desafio bacteriano, o hospedeiro responde montando um mecanismo de defesa que leva à inflamação dos tecidos moles. Na unidade dento-gengival, isto resulta em gengivite; na unidade implanto-mucosa, esta inflamação é denominada "mucosite". Se for permitida a acumulação de placa por longos períodos de tempo, as provas experimentais indicam que a "mucosite" pode evoluir para "peri-implantite", afectando circunferencialmente o osso de suporte peri-implantar[90] . A peri-implantite é caracterizada por uma microbiota comparável à da periodontite (elevada proporção de bastonetes anaeróbios Gramnegativos, organismos móveis e espiroquetas[91] . Embora as causas de perda de implantes não sejam detalhadas na maioria dos estudos, o número total de implantes falhados atribuíveis à peri-implantite parece ser baixo.

Assim, é possível que a qualidade e a quantidade de osso e a sobrecarga sejam os principais factores determinantes das falhas tardias dos implantes. A formação da placa na superfície do pilar do implante ou na parte endóssea dos implantes depende da rugosidade da superfície. As superfícies rugosas dos pilares de implantes acumulam-se e retêm mais placa. Superfícies altamente polidas limitam a adesão bacteriana, no entanto, afecta negativamente a fixação dos tecidos moles. A rugosidade tem um impacto na qualidade da selagem dos tecidos moles. Portanto, é necessária uma certa rugosidade da superfície para uma selagem óptima dos tecidos moles à fenda do implante.

Consequentemente, o controlo dos agentes patogénicos periodontais da cavidade oral do paciente pode ser um procedimento importante antes do tratamento com implantes dentários. Caso contrário, Quirynen et al.[92] compararam, "dentro" de" pacientes parcialmente desdentados (n=84 sujeitos), a perda óssea marginal à volta dos dentes e implantes durante 5 anos (intervalo de 3 a 11 anos) após o primeiro ano de remodelação óssea. Os seus resultados indicaram que a taxa de perda óssea em torno de implantes de titânio não foi influenciada pela taxa de progressão da destruição periodontal em torno dos dentes restantes dentro do mesmo maxilar. Assim, o papel da periodontite sobre o risco de peri-implantite em mal compreendido.

## CARREGAMENTO IMEDIATO DE SOBREDENTADURAS APOIADAS EM PLANTAS NA MANDÍBULA DESDENTADA

As primeiras tentativas para testar a carga imediata de implantes dentários com overdentures suportadas por implantes foram realizadas por Ledermann em 1979 e 1983,[14,15] mas a primeira publicação com um tamanho de amostra relevante e critérios de avaliação bem definidos apareceu apenas em 1997, de autoria de Chiapasco e colegas de trabalho[16]. Este artigo relatou um estudo multicêntrico retrospectivo envolvendo 4 centros e 226 pacientes com mandíbulas desdentadas. Foram relatados critérios bem definidos de inclusão e exclusão para a selecção de pacientes, bem como a condição do arco oposto.

Apenas pacientes com boa qualidade óssea (classe 1 a 3 de acordo com a classificação de Lekholm e Zarb[17]) foram incluídos neste estudo. Um total de 904 implantes dentários (ITI, Institut Straumann, Waldenburg, Suíça; Mathys, Bettlach, Suíça; Friatec, Friadent, Mannheim, Alemanha) com pelo menos 3,5 mm de diâmetro e 10 mm de comprimento foram colocados na zona interforaminal da mandíbula, imediatamente ligados a uma barra, e carregados no prazo de 2 dias. Destes, 776 implantes foram seguidos durante um período de 2 a 13 anos (média: 6,4 anos). A taxa de sobrevivência dos implantes de acordo com os critérios de Albrektsson e associados[18] foi de 96,9%, enquanto que a taxa de sobrevivência das próteses foi de 98,5%. Não foram encontradas diferenças estatisticamente significativas entre os diferentes centros e os diferentes sistemas de implantes. Esta publicação foi seguida por outras relativas à mesma indicação, também com resultados muito favoráveis.

Em 2001, Chiapasco e colegas de trabalho[16] publicaram um estudo comparativo prospectivo da carga imediata e convencional de mandíbulas com implantes suportados pelo Branemark System. Vinte pacientes com mandíbulas desdentadas foram atribuídos aleatoriamente a 2 grupos: carga imediata dentro de 24 horas e carga convencional seguindo um protocolo padrão para implantes submersos (3 a 6 meses de período de espera para obter osseointegração).

Os critérios de inclusão bem definidos foram semelhantes aos apresentados nos artigos acima mencionados.[17,38,40] O seguimento foi de 2 anos em média e a taxa de sucesso acumulada, relatada de acordo com os critérios de Albrektsson e associados,[18] foi de 97,5% em ambos os grupos, com 1 implante em cada grupo perdido pouco tempo após o início da carga oclusal. Mais recentemente, Romeo e colegas[19] publicaram um estudo comparativo prospectivo da carga imediata versus convencional de overdentures com implantes ITI, com um protocolo idêntico ao descrito por Chiapasco e colegas de trabalho[16] numa publicação anterior. Vinte pacientes com mandíbulas desdentadas foram atribuídos aleatoriamente aos 2 grupos. O seguimento foi de 2 anos em média e as taxas de sucesso acumuladas relatadas de acordo com o Albrektsson e associados,[18] critérios foram de 97,5% em ambos os grupos. Um implante em cada grupo foi perdido pouco tempo após o início da carga oclusal.

Num outro estudo, Gatti e Chiapasco[20] compararam prospectivamente o resultado clínico dos implantes padrão do Sistema Branemark MK II e dos implantes do Sistema Branemark Cónico Transmucosal. Dez pacientes foram atribuídos aleatoriamente aos 2 grupos. Em ambos os grupos, 4 implantes por paciente foram colocados antes dos foramina mentais, rigidamente divididos com uma barra, e imediatamente carregados com uma sobredentadura suportada por implantes. Os pacientes foram seguidos durante um mínimo de 24 meses. Os implantes foram avaliados no momento da carga imediata e 12 e 24 meses após a carga protética com parâmetros clínicos peri-implantares. A avaliação radiográfica das alterações do nível ósseo peri-implantar foi realizada com radiografias panorâmicas realizadas 12 e 24 meses após o início da carga protética. Não foram encontradas diferenças significativas entre os 2 grupos aos 12 e 24 meses. A taxa de sucesso acumulada dos implantes de acordo com os critérios de sucesso foi de 100% em ambos os grupos após 2 anos de carga funcional. Os resultados deste estudo demonstraram que a taxa de sucesso para implantes mandibulares de carga imediata foi semelhante à obtida em casos de carga convencional e que não houve diferenças significativas entre implantes de 2 peças e implantes transmucosos de 1 peça.

Durante um período de 5 anos (1996 a 2001), Degidi e Piattelli[21] trataram 152 pacientes com idades compreendidas entre os 18 e 75 anos que apresentavam maxilares parcial e completamente desdentados (mandíbula e maxila). Estes pacientes receberam um total de 646 implantes de titânio de diferentes formas e superfícies. Quatrocentos e vinte e dois implantes foram imediatamente carregados (235 colocados em locais sarados e 187 em locais pós-extracção), enquanto 224 foram imediatamente restaurados com próteses provisórias, mas foram mantidos fora da oclusão. Dos pacientes tratados, 39 tinham mandíbulas desdentadas e receberam 241 implantes que foram imediatamente carregados. Dezassete pacientes foram tratados com uma sobredentadura suportada por implantes e receberam 93 implantes. O seguimento variou de 2 a 60 meses. Relataram que a taxa de sobrevivência dos implantes e próteses foi de 100%. Também relataram que as falhas não estavam relacionadas com a qualidade e quantidade óssea, diâmetro, comprimento e posição dos implantes, ou tipo de pilar utilizado. Conclusões relativas ao carregamento imediato de sobredentaduras implanto-suportadas na Mandíbula Edêntula Apenas foram relatados dados de artigos com critérios de sobrevivência definidos e com um acompanhamento mínimo de 1 ano. Trezentos e setenta e seis pacientes com uma mandíbula desdentada foram tratados e 1.529 implantes foram colocados e imediatamente carregados (no prazo de 2 dias após a cirurgia). O comprimento mínimo do implante era de 9 mm. Nos artigos seleccionados, todos os implantes foram rigidamente ligados com uma barra. Apenas pacientes com boa qualidade óssea foram seleccionados para carga imediata. Destes implantes, 1,369 foram seguidos de um mínimo de 6 meses a um máximo de 13 anos. A avaliação da taxa de sobrevivência de acordo com os critérios de Albrektsson e associados[18] foi o sistema mais comummente utilizado. Foram perdidos 33 implantes durante o período de seguimento, enquanto 21, embora ainda estáveis, não preenchiam os critérios de sobrevivência. As taxas médias de sobrevivência e sucesso foram de 98% e 96,6%, respectivamente (gama de implantes bem sucedidos: 88,2% a 100%; gama de implantes sobreviventes: 96,0% a 100%). A partir da análise da literatura disponível, podem ser extraídas as seguintes observações preliminares:

1. A carga imediata de um mínimo de 4 implantes, rigidamente ligados a uma barra colocada na área interforaminal da mandíbula e carregados com uma sobredentadura suportada por implantes, parece não prejudicar a sobrevivência a longo prazo e as taxas de sucesso dos implantes, que são comparáveis às obtidas com os procedimentos normais de carga convencional.[22,23]

2. A boa qualidade óssea e a estabilidade primária parecem ser factores prognósticos importantes para o sucesso do procedimento, mas critérios de medição mais objectivos, tais como valores de torque de inserção, análise de frequência de ressonância (RFA), e análise Periotest (Siemens, Bensheim, Alemanha) foram muito raramente utilizados.

# CARGA IMEDIATA DE PRÓTESES FIXAS SUPORTADAS POR IMPLANTES NA MANDÍBULA DESDENTADA

Os primeiros relatórios relativos à carga imediata de implantes na mandíbula desdentada com próteses fixas suportadas por implantes foram apresentados por Schnitman em 1990[24] e posteriormente em 1995[24] e 1997.[26] Nos primeiros 2 estudos,[24,25] foram seleccionados 9 pacientes e 58 implantes do Branemark System foram colocados na mandíbula desdentada. Os critérios de inclusão envolveram uma boa qualidade óssea e estabilização bicortical na área interforaminal da mandíbula. O seguimento variou de 3 a 9 anos e a taxa de sobrevivência foi de 85,7%.

No terceiro estudo,[27] 63 implantes do Branemark System foram colocados em 10 pacientes e seguidos durante até 20 anos. Vinte e oito implantes foram imediatamente carregados, fornecendo suporte para próteses fixas provisórias aparafusadas, enquanto 35 implantes adjacentes foram autorizados a cicatrizar submersos. Após um período de cicatrização de 3 meses, os implantes submersos foram expostos e a reconstrução definitiva foi realizada. Dos 28 implantes imediatamente carregados, 4 falharam, enquanto que todos os implantes submersos sobreviveram. As taxas de sobrevivência foram de 84,7% para os implantes imediatamente carregados e de 100% para os implantes submersos. A análise estatística dos implantes submersos versus implantes com carga imediata demonstrou taxas de falha significativamente mais elevadas para os implantes com carga imediata.

Salientaram os seguintes factores como importantes para a sobrevivência a longo prazo dos implantes: estabilidade primária, desenho de implantes rosqueados, percentagem da superfície do implante em contacto com a córtex óssea, densidade óssea, restaurações provisórias fixas aparafusadas e de encaixe passivo, e eliminação do micromovimento durante o período de remodelação óssea com uma rígida abertura dos implantes.

Salientaram também que os implantes colocados distalmente a foramina mental eram mais susceptíveis a falhas. Tarnow e colegas[27] relataram a sua experiência com 10 pacientes que receberam 107 implantes na mandíbula desdentada e maxila (Branemark System; ITI; Astra Tech, Mölndal, Suécia; 3i/Implant Innovations, West Palm Beach, FL). Foi colocado um mínimo de 10 implantes no arco edêntulo de cada paciente. Foi deixado um mínimo de 5 implantes para sarar submerso e descarregado. Os restantes implantes foram carregados no dia da cirurgia com próteses fixas provisórias. Dos 10 pacientes, 6 receberam implantes na mandíbula e 4 na maxila. Sessenta e quatro implantes foram colocados em mandíbulas edêntulas, e 36 destes foram imediatamente carregados. A estabilidade dos implantes foi avaliada com o Periotest. O seguimento variou entre 1 e 5 anos, com uma taxa de sobrevivência de 97,4% (2 implantes falharam).

Balshi e Wolfinger[28] relataram a sua experiência com 10 pacientes que receberam um total de 130 implantes do Branemark System na mandíbula desdentada (mínimo 10 implantes por paciente), tanto anteriores como posteriores ao foramina mental. Quarenta destes implantes foram imediatamente carregados com uma prótese fixa provisória, enquanto os outros foram deixados a cicatrizar submersos e descarregados. Seis semanas mais tarde, uma segunda prótese foi entregue. Os implantes não imediatamente carregados foram descobertos e carregados 3 meses após a colocação do implante. O período de seguimento foi de aproximadamente 1 ano, embora isto não tenha sido bem especificado. Oito dos 40 implantes falharam pouco tempo após o início da carga. Todas as perdas de implantes ocorreram em pacientes com má qualidade óssea. A taxa de sobrevivência dos implantes foi de 80%, enquanto a taxa de sobrevivência das próteses foi de 100%. Em 1999, e associando[52] apresentou um estudo com um novo sistema de implantes ( Novum, Nobel Biocare). Cinquenta pacientes com mandíbulas desdentadas receberam um total de 150 implantes (3 por paciente) na área interforaminal, os quais foram rigidamente ligados com uma barra pré-fabricada de titânio e imediatamente carregados no prazo de 1 dia. O comprimento mínimo dos implantes era de 13 mm. Os pacientes foram seguidos de um mínimo de 6 meses a um máximo de 3 anos (1 ano em média). Três implantes foram perdidos, resultando numa taxa de sobrevivência global de 98%, enquanto 1 de 50 próteses falhou.

Horiuchi e colegas de trabalho[29] trataram 12 pacientes com 96 implantes em mandíbulas desdentadas. Cada paciente recebeu pelo menos 5 implantes com um comprimento mínimo de 10 mm e um torque mínimo de inserção de 40 Ncm. O seguimento variou de 8 a 24 meses. Dois dos 96 implantes falharam, dando uma taxa de sobrevivência global de 97,2%. Chow e colegas[30] apresentaram a sua experiência com 14 pacientes que receberam 4 implantes cada um na área interforaminal da mandíbula desdentada. Os implantes foram carregados com uma prótese provisória fixa aparafusada no prazo de 24 horas. As taxas de sobrevivência dos implantes após um período de seguimento de 12 meses foram determinadas de acordo com os critérios de Albrektsson e associados.[17] Para os 44 implantes seguidos, a taxa de sobrevivência foi de 100% após 1 ano. Num outro estudo, Chow e colegas de trabalho[30] trataram 27 pacientes consecutivos com 123 implantes do Sistema colocados na área interforaminal da mandíbula. Os implantes foram seguidos desde um mínimo de 3 meses até um máximo de 30 meses (15 pacientes foram seguidos durante 1 ano ou mais). Os implantes foram colocados tanto em tomadas de extracção frescas como em tomadas cicatrizadas. Todos os implantes foram colocados com binários de inserção não inferiores a 30 Ncm. Dois pacientes foram retirados do estudo. Dois dos 115 implantes restantes falharam, resultando numa taxa de sobrevivência global de 98,3%. Ganeles e associados[31] relataram a sua experiência em 27 pacientes com mandíbulas desdentadas recebendo 186 implantes (ITI, Friatec, Astra Tech), dos quais 161 foram imediatamente carregados utilizando restaurações provisórias fixas de vários desenhos. Apenas o implante foi perdido pouco depois do início da carga, proporcionando uma taxa de sobrevivência do implante de 99,4%.

A partir da análise da literatura acima referida, não foram encontrados ensaios clínicos controlados aleatórios na literatura. O número total de pacientes tratados nos artigos seleccionados foi de 387, e o número total de implantes colocados foi de 2.088. Destes implantes, 1,804 foram imediatamente carregados com próteses fixas suportadas por implantes. O seguimento variou de 1 a 10 anos. As taxas de sobrevivência variaram entre 80% e 100% (média, 95%;). Os dados disponíveis sugerem que as taxas de sobrevivência de implantes imediatamente carregados com próteses fixas suportadas por implantes se comparam favoravelmente com as obtidas com a carga convencional. No entanto, vários factores devem ser considerados. Oito dos 15 artigos seleccionados não especificaram critérios de sucesso. Em muitos destes artigos foi utilizado um grande número de implantes para restaurações fixas suportadas por implantes. Oito artigos não especificaram a dentição no arco oposto. A maioria dos artigos não apresentava critérios de inclusão e exclusão definidos. A maioria dos autores concordou com isso:

1. São necessários pelo menos 4 implantes na mandíbula anterior para suportar uma prótese fixa.
2. A estabilidade primária com binários de inserção até 35 Ncm é um factor importante para a sobrevivência a longo prazo dos implantes.
3. A boa qualidade óssea (classes 1 a 3 de acordo com a classificação de Lekholm e Zarb[32] ) é um factor importante para o prognóstico a longo prazo dos implantes.

Como já foi salientado nas conclusões das secções anteriores, a aplicação de critérios padronizados para definir as taxas de sucesso é fundamental para se chegar a conclusões sobre a fiabilidade a longo prazo deste procedimento.

| Author | Type of study | No. of patients | No. of implants placed | No. of implants loaded | No. of implants followed | Follow-up (y) | Lost implants | Survival rate (%) | Success rate (%) |
|---|---|---|---|---|---|---|---|---|---|
| Chiapasco et al 1997[17] | Retro | 226 | 904 | 904 | 776 | 2 to 13 | 24 | 96.9 | 96.9 |
| Gatti et al 2000[40] | Prosp | 21 | 84 | 84 | 84 | 2 to 5 | 0 | 96.0 | 96.0 |
| Chiapasco et al 2001[18] | Prosp/cont | 10 | 40 | 40 | 40 | 2 | 1 | 97.5 | 97.5 |
| Romeo et al 2002[29] | Prosp/cont | 10 | 40 | 40 | 40 | 2 | 1 | 97.5 | 97.5 |
| Chiapasco/Gatti 2003[19] | Prosp | 82 | 328 | 328 | 296 | 3 to 8 | 7 | 96.1 | 88.2 |
| Gatti/Chiapasco 2002[30] | Prosp/cont | 10 | 40 | 40 | 40 | 2 | 0 | 100.0 | 100.0 |
| Degidi/Piattelli 2003[41] | Retro | 17 | 93 | 93 | 93 | 1 to 5 | 0 | 100.0 | No data |
| Total | | 376 | 1,529 | 1,529 | 1,369 | | 33 | | |

Retro = retrospective; prosp = prospective; cont = controlled.
Note: The total number of implants and patients reported in the table may not correspond to the mathematical sum because sometimes different articles reported data concerning the same groups of patients.

***Tabela 1:Artigos publicados relacionados com o carregamento imediato de sobredentaduras no Mandamento Edêntulo***

## CARREGAMENTO IMEDIATO DE PRÓTESES FIXAS SUPORTADAS POR IMPLANTES NA MAXILA DESDENTADA

Tarnow e colegas de trabalho[53] relataram a sua experiência com 10 pacientes que receberam 107 implantes na mandíbula desdentada e maxila. Destes pacientes, 4 apresentaram um maxilar edêntulo. Os pacientes receberam 43 implantes de 3 sistemas diferentes (Astra Tech; 3i/Implant Innovations; Branemark System, Nobel Biocare), com um mínimo de 10 implantes por paciente. Destes implantes, 33 foram imediatamente carregados com próteses fixas provisórias. O seguimento variou de 1 a 4 anos. Seis meses após o início da carga protética, as próteses provisórias foram substituídas por próteses definitivas. Nenhum dos implantes imediatamente carregados falhou, levando a uma taxa de sobrevivência de 100%.

Horiuchi e colegas de trabalho[29] apresentaram a sua experiência em 5 pacientes com maxilas desdentadas que receberam 52 implantes do Branemark System. Cada paciente recebeu um mínimo de 8 implantes com um comprimento mínimo de 10 mm. Apenas os implantes com um torque de inserção superior a 40 Ncm foram imediatamente carregados com próteses fixas provisórias aparafusadas, enquanto que os outros implantes foram deixados a cicatrizar submersos. Um total de 44 implantes foram imediatamente carregados. Após um período de cicatrização de 4 a 6 meses, foram colocadas próteses definitivas. Dois dos 44 implantes carregados imediatamente falharam, enquanto que nenhum dos implantes carregados convencionalmente falhou. A taxa de sobrevivência acumulada de implantes carregados imediatamente foi de 96,5% Grunder[54] relatou a sua experiência em 5 pacientes com maxilares desdentados que receberam 48 implantes 3i/Implant Innovations, 35 dos quais foram colocados em tomadas de extracção frescas. Os implantes foram colocados tanto em osso de alta como de baixa qualidade (classes 2 a 4 de acordo com a classificação de Lekholm e Zarb[32] ). Dos 35 implantes colocados em tomadas de extracção frescas, 3 falharam, tal como 3 dos 13 implantes colocados em osso alveolar cicatrizado. A taxa de sobrevivência dos implantes maxilares foi de 87,5%.

Misch e Degidi[20] apresentaram os resultados a longo prazo de um estudo de 2 centros realizado em 31 pacientes desdentados, 19 apresentando mandíbulas desdentadas e 12 com maxilares desdentados. No grupo dos maxilares desdentados, 2 pacientes receberam um total de 18 implantes (gama, 8 a 10 implantes), que foram carregados no mesmo dia com próteses provisórias de resina acrílica. Quatro a 7 meses mais tarde, foram colocadas próteses definitivas. O seguimento variou de 1 a 5 anos após o início da carga protética. Nenhum implante foi perdido e nenhum implante apresentou sinais de falha (perda óssea peri-implantar excessiva, parestesia, dor, etc.). As taxas de sobrevivência e sucesso dos implantes, bem como das próteses, foram de 100%. Durante um período de 5 anos (1996 a 2001), Degidi e Piattelli[20] trataram 152 pacientes que apresentavam maxilares parcial e completamente desdentados (ver primeira secção para mais detalhes). Dos pacientes tratados, 14 com um maxilar desdentado receberam 133 implantes que foram imediatamente carregados. O seguimento variou entre 2 e 60 meses. Dois dos 133 implantes foram perdidos. Portanto, a taxa de sobrevivência global foi de 98,5%, enquanto a taxa de sobrevivência da prótese foi de 100%.

Conclusões relativas ao carregamento imediato de próteses fixas suportadas por implantes na maxila edêntula foram encontrados sete artigos que abordam este tópico, mas apenas 5 preenchiam os critérios desta revisão. Destes artigos, 3 eram séries de casos prospectivos e 2 eram séries de casos retrospectivos. Não foram encontrados ensaios clínicos controlados aleatórios na literatura. O número total de pacientes tratados nos artigos seleccionados foi de 30 e o número total de implantes colocados foi de 294, o que representa um grande número de implantes por paciente. Destes implantes, 276 foram imediatamente carregados com próteses fixas suportadas por implantes. O seguimento variou de 1 a 5 anos. As taxas de sobrevivência variaram de 87,5% a 100%, enquanto as taxas de sucesso variaram de 96,5% a 100%, embora se deva considerar que alguns artigos não apresentaram critérios de sucesso bem definidos (Quadro 5). Da análise destes dados, parece que as taxas de sobrevivência dos implantes imediatamente carregados com próteses fixas de arcada completa se comparam favoravelmente com as obtidas com a carga convencional.40,66-69

| Author | Type of study | No. of patients | No. of implants placed | No. of implants loaded | Follow-up (y) | Lost implants | Survival rate (%) | Success rate (%) |
|---|---|---|---|---|---|---|---|---|
| Tarnow et al 1997[16] | Prosp/cs | 4 | 22 | 14 | 1 to 4 | 0 | 100.0 | 100.0 |
| Horiuchi et al 2000[24] | Prosp/cs | 5 | 52 | 44 | 1 to 2 | 2 | 96.5 | 96.5 |
| Grunder 2001[58] | Retro/cs | 5 | 48 | 48 | 1 to 5 | 6 | 87.5 | No data |
| Misch/Degidi 2003[63] | Prosp/mc | 2 | 18 | 18 | 0 to 5 | 0 | 100.0 | 100.0 |
| Degidi/Piattelli 2003[41] | Retro/cs | 14 | 133 | 133 | 1 | 2 | 98.5 | No data |
| Total | | 30 | 294 | 276 | | 10 | | |

Prosp = prospective; Retro = retrospective; cs = case series; mc = multicenter.
Note: The total number of implants and patients reported in the table may not correspond to the mathematical sum because sometimes different articles reported data concerning the same groups of patients.

***Quadro 2: Artigos publicados relacionados com o carregamento imediato de próteses fixas implanto-suportadas no Edêntulo Maxilla***

No entanto, vários factores têm de ser considerados:

1. O número de pacientes e implantes é muito limitado;

2. Faltam critérios de inclusão e exclusão bem definidos; e

3. Os artigos não apresentam informações homogéneas e completas sobre critérios de sucesso relativos a implantes, mas apenas dados aproximados sobre as taxas de sobrevivência dos implantes. Por conseguinte, é difícil tirar quaisquer conclusões significativas. A maioria dos artigos sugere o seguinte:

    i. É necessário um maior número de implantes na maxila do que na mandíbula para suportar próteses de arcada completa imediatamente carregadas.

ii.    Sugere-se que a estabilidade primária seja um factor importante para a sobrevivência a longo prazo destes implantes.

iii.   A boa qualidade óssea (classes 1 a 3 de acordo com a classificação de Lekholm e Zarb38) é um factor importante, mas geralmente há uma falta de medições objectivas para avaliar a estabilidade do implante, tais como medições de torque de inserção, RFA, e/ou Periotest.

Alguns dos autores sugeriram também que a obtenção de um torque de inserção de pelo menos 35 Ncm é um factor importante para as decisões de carregamento.

## UMA BASE BIOLÓGICA PARA CARREGAMENTO IMEDIATO

Três factores biológicos predominantes emergem em consideração da osseointegração e da carga imediata. São eles:

1. Factores que afectam a formação óssea interfacial (osteogénese);
2. Efeitos de micromoção na osteogénese periimplantar; e
3. Reabsorção óssea perimplantar (osteólise). (Figura 2)

Como descrito, o sucesso depende da estabilidade primária e da obtenção de abundante formação óssea interfacial para compensar a reabsorção óssea cortical que resulta da colocação de implantes[55]. Devido à natureza dependente do tempo da osteogénese, o sucesso depende ainda mais da manutenção da estabilidade do implante durante a cicatrização. As estratégias para melhorar o sucesso da carga imediata podem ser dirigidas para melhorar a osteogénese, limitar as cargas funcionais e a micromoção, e controlar a reabsorção que reduz a estabilidade durante o período de cicatrização (Figura 2A).

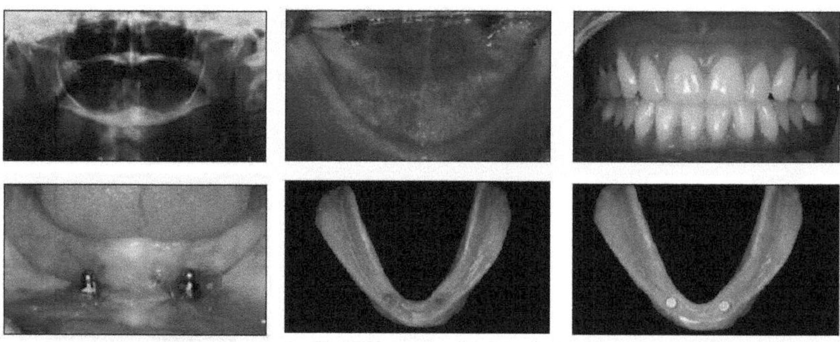

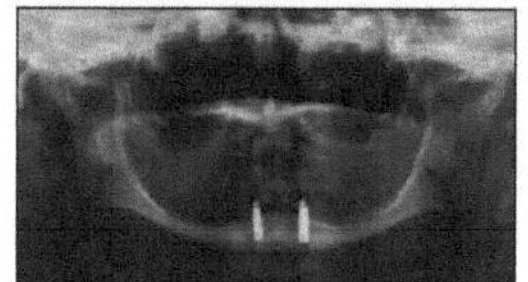

Figure 2—a) Initial panoramic radiographic examination. Notice the severe resorbed mandible. b) Clinical intraoral examination of the edentulous mandible reveals a thin atrophic mandibular ridge c) Complete maxillary and mandibular dentures are used as guides for surgery at time of delivery. Occlusion and tissue adaptation are evaluated prior to initiating surgery. d) Two implants and ball abutments were installed; in this case ball abutments were connected to the fixtures at time of implant placement and soft tissue was sutured around them using small full thickness mucoperiosteal flaps to reveal the local ridge crests and mandibular anatomy. The soft tissues were carefully closed around the ball abutments in preparation for immediate provisionalization. e) Intaglio surface of the mandibular complete overdenture at time of placement. Note that the attachment space was relined with tissue conditioner (GC soft reline) the day of surgery. f) Two preci-clix attachments were connected to the mandibular overdenture after 8 weeks of healing. At this time a clinical remount was performed. g) Panoramic radiograph taken right after implant placement was completed.

## UM PAPEL DE FORMAÇÃO ÓSSEA

A ostegénese deve ocorrer na superfície do implante, no ambiente de carga imediata. Tanto estudos in vitro como in vivo demonstraram que o melhoramento da topografia de superfície resulta num aumento da actividade osteogénica das células aderentes e num aumento do contacto osso-implante atribuível a este aumento da actividade celular osteogénica. Investigações mais recentes indicam efeitos de modificações superficiais específicas na expressão do gene osteoblástico e indução de respostas de cicatrização de feridas.

O significado da osteogénese de contacto, tal como descrito por Davies[11,55] , o papel da regulação dos genes dependentes da superfície, e a demonstração de aumentos dependentes da superfície na formação óssea foi reforçado pela demonstração histológica clínica humana de que a topografia superficial melhorada suporta aumentos na formação óssea interfacial durante os primeiros 6 meses após a colocação do implante. O aumento precoce da taxa ou extensão da osteointegração pode ser um determinante central do sucesso imediato do implante carregado. A estabilidade primária é o meio clínico de controlar a micromoção entre o implante e o novo, formando tecido interfacial[56] . Isto ajuda a estabelecer o ambiente mecânico adequado para a osteogénese.

Cenários de provisionalização imediata e de carregamento imediato sobrepõem micromoção ao tecido interfacial. Quanta micromoção é admissível ou precisamente como a função mastigatória se relaciona com a micromoção interfacial não foi totalmente abordada. Quando as células osteoblásticas precursoras são expostas a deformações físicas limitadas que modelam a micromoção num ambiente de laboratório, a diferenciação é reforçada nas experiências de cultura celular. Apesar das limitações de interpretação, alguma gama de microstraína é considerada vantajosa para a diferenciação osteoblástica, o crescimento ósseo e a osteointegração.

Estudos in vivo actuais sugerem que a micromoção superior a 150 µm (direcção e frequência permanecem mal definidas) limita a osteointegração.19 Directrizes clínicas para ganhar e melhorar a estabilidade primária do implante incluem uma avaliação cuidadosa do local ósseo receptor, preparação cuidadosa da osteotomia, osteotomia subdimensionada, inserção de implantes auto-roscados, preparação do osteótomo do local, e utilização de desenhos melhorados de implantes.

Deve reconhecer-se que existem poucos dados sobre a relação entre a dimensão da osteotomia, a colocação de implantes, e a formação ou reabsorção óssea resultante. Estudos iniciais de carga imediata sugeriram que eram necessários valores de torque de inserção de 40 Ncm a 45 Ncm; mais recentemente, foram relatados valores de 30 Ncm a 32 Ncm. São necessários valores analíticos adicionais de correlação dos valores de torque de inserção ou estabilidade com os resultados dos implantes dentários. Para além da técnica cirúrgica, a concepção do implante pode afectar a estabilidade primária. O exame cuidadoso da estabilidade do implante por análise de frequência de ressonância (RFA) após a colocação de implantes em mandíbulas caninas mostrou que os implantes com uma superfície rugosa e elementos retentivos na região transcortical mantinham a estabilidade do implante melhor do que os implantes maquinados de um desenho tradicional.[57] Dados clínicos adicionais fornecidos por RFA de estabilidade de implantes após carga imediata sugerem ainda mais que o melhoramento da superfície também contribui para manter a estabilidade do implante durante a cicatrização. [58]Esta manutenção da estabilidade do implante foi confirmada, e as modificações da superfície do implante foram implicadas na produção deste resultado. [59]

# IMPORTÂNCIA DA QUANTIDADE E QUALIDADE ÓSSEA

Muitos estudos indicaram que a qualidade e quantidade óssea influenciam a osseointegração e, portanto, o sucesso de um implante. A quantidade óssea é definida como o osso disponível num local edêntulo e futuro implante. É normalmente limitada por estruturas anatómicas adjacentes. Ao avaliar o volume de osso disponível, muitos factores devem ser considerados, tais como a altura do osso disponível, a largura do osso disponível, o comprimento do osso disponível, a angulação do osso disponível, e a relação coroa-implante1,3. No entanto, a qualidade óssea e os seus factores são igualmente, se não mais importantes, para influenciar as taxas de falha dos implantes. A densidade reflecte a resistência do osso e é determinada pelas características macroscópicas corticais e trabeculares do osso. Em geral, o segmento posterior de ambos os maxilares tem taxas de falha mais elevadas devido às características mais pobres do osso e estruturas anatómicas mais próximas do que o segmento anterior[60,62] . Estas duas condições locais de osso são prejudiciais na determinação da sobrevivência do implante e devem ser consideradas durante o planeamento do tratamento.

Um dos factores mais importantes do volume ósseo disponível é a altura do osso. A altura óssea disponível é a distância medida desde a crista da crista edêntula até à estrutura anatómica oposta (ou seja, seio maxilar, canal mandibular)[60,62.] A quantidade de altura óssea disponível deve ser maior do que a altura óssea necessária. A altura do osso necessária está relacionada com a densidade do osso e o desenho do implante. Em osso menos denso é necessário um implante mais longo e com osso mais denso pode ser utilizado um implante mais curto. O prognóstico de um implante pode ser melhorado através da utilização de um implante mais longo, aumentando assim a área de interface osso-implante e diminuindo o stress por unidade de área[60,62] . Além disso, com o aumento da área de superfície, há uma diminuição do movimento na interface e uma diminuição do tempo de cicatrização. Recomenda-se uma altura óssea mínima de 10mm disponível e pode ser alcançada com sucesso através de procedimentos cirúrgicos, tais como o enxerto ósseo. Esta é uma opção de tratamento valiosa, especialmente para as regiões posteriores de ambos os maxilares que têm estruturas anatómicas próximas, limitando a altura óssea disponível . [60,62]

Outro aspecto chave da quantidade óssea é a largura óssea disponível. É definida como a distância entre as placas linguísticas e faciais/bucais na crista do potencial site de implantes[60,62] . Com um aumento da largura óssea disponível, um implante de maior diâmetro pode ser utilizado, permitindo assim uma maior interface osso-implante (área de superfície) e uma diminuição da tensão por unidade de área. O exemplo seguinte demonstrará a importância da largura óssea disponível: um aumento de 0,25mm de largura com um aumento de 20-30% da área de superfície. Na mandíbula (devido à base mais larga da crista), a osteoplastia pode ser realizada para aumentar a largura óssea disponível[60,62] . No entanto, este procedimento só pode ser considerado se estiver disponível uma altura óssea adequada. Não pode ser utilizado com frequência na crista maxilar devido à sua configuração horária em vidro. Recomenda-se um mínimo de 5mm de largura de osso. Isto permite um mínimo de 0,5mm de osso de cada lado do implante na crista. Outra importância da largura do osso é a sua limitação na angulação óssea disponível. [60]

O intervalo no ângulo de colocação, alinhado com as forças de oclusão e paralelo ao longo eixo da restauração prostrada, é considerado como sendo a angulação óssea disponível. O osso mais largo permite uma angulação até 30% (entre a direcção da carga e o corpo do implante) enquanto que um rebordo mais estreito permite apenas uma angulação até 20%[60,62] . A curva de Spee e a curva de Wilson delineiam a orientação da superfície oclusal/incisal dos dentes maxilares e mandibulares, impactando assim a angulação dos dentes em ambos os maxilares. A angulação dos dentes maxilares centra-se num ponto comum, a cerca de 10cm de distância[60,62]. Na mandíbula, os dentes posteriores são inclinados lingualmente e as antenas são inclinadas labialmente. A mudança de inclinação ocorre normalmente no primeiro pré-molar, que é vertical ao ápice da raiz. Ao considerar a colocação de um implante, a angulação é também limitada pelas estruturas anatómicas próximas e pela altura óssea disponível. Por exemplo, numa mandíbula posterior desdentada, a angulação óssea disponível é comprometida pela reabsorção (devido à perda de dentes) e pela fossa submandibular próxima.[60,62]

O comprimento ósseo disponível é definido como a distância mesiodistal numa área edentuolosa. É limitado por estruturas anatómicas adjacentes (tais como dentes) ou outros implantes. [60,62]A distância recomendada entre dois implantes (borda proximal de um implante ao implante adjacente) é de 2mm[63]. Um mínimo de 7mm de comprimento ósseo disponível é adequado para a colocação de um implante.

Um dos factores finais do volume ósseo é a relação coroa-implante do corpo. É definida como a distância do plano oclusal até à crista da crista em comparação com a distância da crista da crista até ao seu vértice[60,62] Esta relação não só afecta a aparência como também afecta a extensão da força do momento de flexão sobre o implante e o osso da crista adjacente4. Quando a altura da coroa é aumentada (sem aumentar o comprimento do corpo do implante), o momento de flexão aumenta[60]. Por outras palavras, as forças oclusais transversais criam um maior momento de flexão no braço de alavanca, agora mais comprido (portanto propenso a mais stress e maior risco de fractura)[64]. À medida que a proporção aumenta, indica uma maior tensão no implante. O aumento do número de implantes ou a utilização de implantes mais largos pode compensar esta deficiência.[60]

Como ilustrado acima, todos os factores da quantidade de osso em conjunto determinam a quantidade total de osso disponível. No entanto, apenas descreve a arquitectura externa. A estrutura interna do osso é igualmente, se não mais prejudicial para a determinação da longevidade do implante[60,62] . A remodelação é referida como as alterações na estrutura interna e é responsável pela rotação interna (mesmo ao lado de um implante)[60] . Consiste num equilíbrio de reabsorção e formação de osso no mesmo local, em resposta à adaptação mecânica à deformação. Durante a remodelação, a densidade do osso pode ser alterada em resposta a influências ambientais/sistémicas/locais[62] . Alguns estímulos de alteração da densidade óssea incluem fixação muscular, parafunção, perda de oclusão oposta, hábitos (tabagismo), alterações hormonais, e condições sistémicas[61] . Globalmente, a densidade do osso alveolar evolui como resultado de deformação mecânica da microstraína resultando em constante modificação do osso cortical e trabecular1. O osso cortical é a camada densa, exterior do osso e trabecular é a porção interior que tem um aspecto esponjoso.

Foram feitas muitas tentativas para classificar diferentes densidades ósseas para ajudar os cirurgiões a seleccionar implantes adequados, técnica/procedimento cirúrgico e prever taxas futuras de sucesso[61] . A classificação por Lekholm e Zarb(1985) de quatro qualidades ósseas é comummente utilizada[65] . O osso tipo I consiste em "osso compacto homogéneo". O osso tipo II consiste num "núcleo de osso trabecular denso com uma espessa camada de osso compacto à sua volta". O osso de Tipo III consiste "numa camada fina de osso cortical que rodeia o osso trabecular denso de resistência favorável". O osso tipo IV consiste em "uma fina camada de osso cortical que envolve um núcleo de osso trabecular de baixa densidade". Recomenda-se a utilização de implantes de titânio ácido em osso Tipo I, implantes de TPS em osso Tipo II e Tipo III, e osso Tipo IV recebem implantes revestidos de HA[65] .

No entanto, são necessários estudos clínicos mais completos a longo prazo antes de se poder estabelecer um protocolo e procedimento padrão para cada tipo ósseo. A vida de um implante é determinada por muitos elementos diferentes. O osso é um dos órgãos mais importantes que influenciam o resultado de um implante dentário. As suas características e volume antes e depois da cirurgia são avaliados e considerados durante o tratamento para que esteja melhor preparado. Foram sugeridos muitos protocolos de colocação de implantes cirúrgicos para diferentes disponibilidades ósseas e tipos de osso. Contudo, devido aos constantes avanços feitos nesta área relativamente nova da medicina dentária e aos muitos tipos diferentes de implantes disponíveis, nenhum protocolo universal foi estabelecido e está ainda por ser determinado.

**FACTORES DE FORÇA QUE ACTUAM SOBRE OS IMPLANTES**

As maiores forças naturais exercidas contra os implantes ocorrem durante a mastigação. Estas forças são principalmente direccionadas perpendicularmente ao plano oclusal na região posterior, são de curta duração, ocorrendo apenas durante breves períodos do dia, e variam entre 5 a 44 lb para dentes naturais. A força é normalmente maior nos utilizadores recentes de próteses, e diminui com o tempo. O excesso de próteses melhora o desempenho mastigatório e permite um regresso mais consistente à relação cêntrica durante a função. A força máxima está relacionada com a quantidade de suporte dentário ou implante. A direcção da carga oclusal resulta na quantidade de força exercida sobre um implante. As forças são tensas, compressivas ou cisalhantes ao sistema de implantes. Há muito menos tensão de tracção e compressão com cargas verticais.

A análise tridimensional das tensões mostrou que quase todas as tensões ocorrem na metade coronal do implante e as forças laterais ósseas representam aproximadamente um aumento de 50% na compressão das tensões em comparação com a carga vertical, e as tensões de tracção e horizontais aumentaram mais de dez vezes na compressão e na tensão. Quer um implante seja colocado em função após um período de cicatrização sem perturbações ou imediatamente após a colocação, a probabilidade de integração óssea e o prognóstico, depois disso, são grandemente influenciados pelo ambiente biomecânico. Os factores que afectam a transferência de carga na interface osso-implante incluem o tipo de carga, propriedades do material do implante e da prótese, geometria do implante, estrutura da superfície, qualidade e quantidade do osso circundante, e natureza da interface osso-implante.[66] Há muitos desenhos de implantes disponíveis. A evolução tem sido através de mudanças incrementais no tamanho, forma, materiais e superfícies de desenhos anteriores, motivadas, por vezes, por exigências do mercado em vez de investigação científica básica.[38] Considerando as indicações alargadas para implantes e a alteração dos protocolos clínicos, a relação entre o desenho de implantes e a distribuição de carga na interface osso-implante é uma questão importante. De uma perspectiva de bioengenharia, uma questão importante é conceber o implante com uma geometria que minimize o pico de tensão óssea causado pela carga padrão.[67] A geometria complexa dos implantes impede a utilização de soluções de forma fechada na análise de tensão, onde fórmulas simples relacionam o efeito das cargas externas com tensões e deformações internas. O método do elemento finito (FE) foi aplicado ao campo de implantes dentários para prever padrões de distribuição de tensões na interface implante-osso, não só através da comparação de vários desenhos de implantes em forma de raiz,[67,68.,69] mas também através da modelação de vários cenários clínicos e desenhos de próteses. Este método oferece a vantagem de resolver problemas estruturais complexos, dividindo-os em secções interrelacionadas mais pequenas e mais simples, utilizando técnicas matemáticas [70]

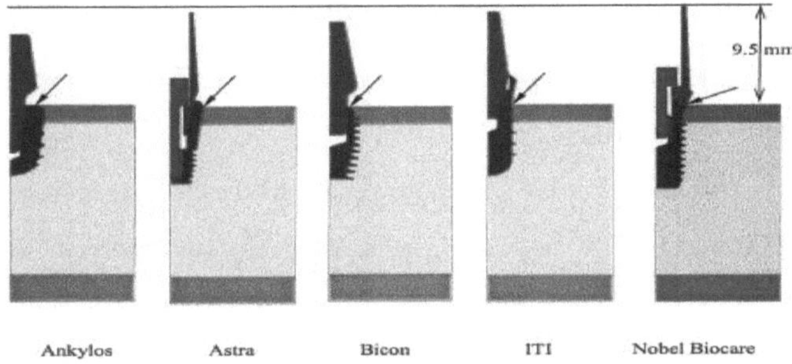


*Fig 3: Modelos CAD axisimétricos de osso e 5 sistemas de implantes avaliados. As setas indicam onde eram esperadas elevadas concentrações de tensão com base na teoria da elasticidade. As alturas dos pilares foram ajustadas para estar 9,5 mm acima do osso cortical, como demonstrado para proporcionar uma comparação justa dos efeitos das forças laterais. Pilar e implante foram tratados como 1 componente.*

Os implantes roscados apresentam variações geométricas em termos de passo, forma e profundidade da rosca. As roscas são utilizadas para aumentar a área da superfície do implante.[62] Foi proposta a utilização de diferentes configurações de rosca para diferentes qualidades ósseas, uma vez que a geometria da rosca pode desempenhar um papel importante no tipo de força transmitida. [71] [72] Recentemente, Chun et al[73] aplicaram o método FE para determinar o desenho ideal da rosca. Sob uma carga oblíqua de 100-N aplicada a 15 graus, em relação ao eixo longitudinal, verificou-se que a tensão máxima no osso compacto era mais elevada para o desenho do plateau em comparação com os desenhos triangulares ou quadrados e as variações destes. De acordo com estes autores, o passo do parafuso teve um impacto significativo na distribuição das tensões. Patra et al[74] relataram que um implante de desenho de rosca cónica exibia níveis de tensão mais elevados no osso do que a rosca de perfil paralelo. A região transosteal do corpo do implante foi definida como o "módulo de crista ". Para a maioria dos sistemas, esta parte do pescoço do implante é lisa. Desenhos diferentes incluem lados paralelos, convergentes, e divergentes. Um determinado implante investigado pela Hansson[66] usando o método FE incluiu elementos cónicos e de retenção até à crista do implante e verificou-se que tem tensões de cisalhamento interfaciais muito menores em comparação com um desenho de pescoço liso.

As forças exercidas sobre um pilar variam em direcção e magnitude. Num único dente ou implante, as maiores forças ocorrem ao longo da direcção axial. [75]As cargas axiais foram medidas para variar entre 77 e 2440 N.[38] Geralmente, a componente lateral da força oclusal é significativamente menor e considerada inferior a 100 N.[38] No presente estudo, foram aplicados 3 tipos de cargas ao pilar para simular diferentes condições de carga observadas durante a mastigação ou oclusão sobre implantes que suportam um único dente ou prótese fixa. Estas são cargas verticais ($F_V$) e laterais ($F_L$) aplicadas sobre o eixo vertical do implante e momentos de flexão (M). Estas cargas foram posteriormente sobrepostas para representar o efeito da carga oclusal ($F_O$). Investigando os efeitos dos componentes, que acabam por se tornar a força oclusal, sobre a sobreposição, é possível identificar os detalhes dos mecanismos de transferência de carga dos diferentes implantes.

A figura abaixo fornece uma representação esquemática das cargas. Note-se que $F_L$ e M são não-axisimétricos. Uma carga não assimétrica de eixo pode ser utilizada num modelo assimétrico de eixo como explicado por Cook et al. Para este efeito, foram utilizados elementos especiais (Plano 25, 4-noded axisymmetric harmonic; Ansys, Inc, Houston, Pa) para representar a malha de elementos finitos da geometria. Uma vez encontrada uma solução, o software pós-processamento permitiu o cálculo da distribuição de tensões em qualquer secção transversal circunferencial. Foram utilizadas as seguintes gamas de cargas e momentos externos: $0 < F_V < 2500$ N; $0 < F_L < 500$ N; $0 < M < 4000$ N.mm; e $0 < F_O < 2000$ N em 400 incrementos. As cargas verticais e tangenciais puras e os momentos de flexão foram aplicados sobre o eixo vertical. A sobreposição destes componentes de carga foi ajustada para resultar em cargas oclusais aplicadas a 1 mm fora do centro do eixo vertical do implante com inclinação de 11,3 graus, como se mostra na figura.

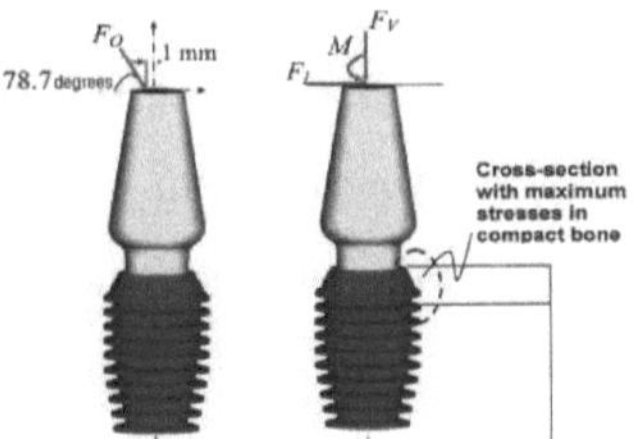


***Fig 4. Descrição das cargas utilizadas no estudo em que $F_V$ é força vertical, $F_L$ força lateral, $F_O$ é força oclusal, e M é momento de flexão***

# DIRECTRIZES PARA CARREGAMENTO IMEDIATO

**Factores de área de superfície.**

1. **Número do implante:** Oito implantes estriados ou mais são sugeridos para o arco maxilar desdentado completo e 6 para implantes de mandíbula - mais se o osso muito mole (D4) estivesse presente ou se os factores de força fossem maiores

2. **Tamanho do implante:** Foram necessários implantes de maior diâmetro nas regiões posteriores da boca. Se não for possível um diâmetro maior, sugere-se um enxerto ósseo ou um maior número de implantes

3. **Desenho de implantes:** Implantes de superfície superior (mais fios, fios mais profundos) e cargas compressivas versus cisalhamento (fios quadrados ou em forma de platô)

4. **Condição da superfície do implante:** Implantes revestidos com hidroxiapatite em tipos de fraca densidade (por exemplo, D4), implantes rugosos versus suaves ou implantes de condição superficial mecânica em situações de boa densidade óssea (por exemplo, D2 e D3)

**Factores de força:**

1. **Condições dos pacientes:** Parafunção, altura da coroa e dinâmica muscular exigiam mais área de superfície. A parafunção severa pode ser contra-indicada para o paciente completamente desdentado.

2. **Posição do implante:** Na maxila completamente desdentada, os implantes anteriores devem pelo menos estar na posição canina bilateral e os implantes posteriores na posição primeiro a segundo molar para a maior dimensão anteroposterior. Na mandíbula, deve ser utilizada a maior dimensão anteroposterior possível.

3.    **Direcção da carga oclusal:** Tabelas oclusais estreitas e sem cargas posteriores de compensação na prótese de transição e eixo longo para os corpos de implantes sempre que possível.

# PASSOS CIRÚRGICOS, PROTOCOLO DE CARREGAMENTO ATRASADO

Os protocolos de carregamento progressivo têm cinco aspectos diferentes. Eles são

a)    Intervalo de tempo

b)    Dieta

c)    Material oclusal

d)    Contactos oclusais

e)    Desenho protético

**a)    Intervalo de tempo**:

As duas consultas cirúrgicas utilizadas para a colocação inicial do implante e a fase II de descoberta são separadas por 3 a 8 meses, dependendo da densidade óssea na cirurgia inicial. São sugeridas cinco etapas prostodônticas para a reconstrução de um paciente parcial ou completamente desdentado, com implantes endosteais que suportam uma prótese cimentada. Cada uma das cinco principais consultas de prótese também são separadas por um período de tempo relacionado com a densidade óssea observada no momento inicial da cirurgia. Além disso, o dentista tenta aumentar gradualmente a carga para o implante em cada passo protético.

O osso trabecular grosseiro macroscópico cicatriza mais lentamente, o osso D1 tem a maior força e maior contacto ósseo lamelar. O tempo de cicatrização entre a cirurgia inicial e a segunda etapa é mantido semelhante para o osso D1 e D2 e é de cerca de 3 a 4 meses. Sugere-se um tempo de cicatrização mais longo para o osso D3 e D4(5 a 6 meses respectivamente) devido ao menor contacto ósseo e à diminuição da quantidade de osso cortical para permitir a maturação da interface e o desenvolvimento do osso lamelar.

A Divisão D1 beneficiou da maior quantidade de osso lamelar de contacto no início do processo de restauração. Como resultado, a carga gradual da interface do implante através do espaçamento da consulta prostodôntica é menos importante, e a consulta restaurativa pode ser separada por tão pouco quanto uma semana. A divisão D2 do osso responde favoravelmente às cargas fisiológicas. As cinco consultas prostodônticas durante as quais o corpo do implante é carregado sequencialmente são separadas por 2 semanas ou mais. Como resultado, os 4 meses iniciais de cicatrização após a cirurgia e 2 meses para a fabricação de próteses fazem com que o tempo total de tratamento seja de 6 meses.

As consultas prostodônticas para o osso D3 são separadas por pelo menos 3 semanas, e o tratamento global leva quase 9 meses a ser concluído, incluindo os 5 meses de cicatrização da fase I. O processo de carga progressiva é mais crítico para o osso D3 do que para o osso D1 ou D2 devido à sua fraqueza e menor contacto ósseo inicial. No osso D4, o protocolo de carga progressiva do osso é mais crítico. O agendamento de marcações de restaurações no local de segurança, separadas por pelo menos 4 semanas. Este horário permite tempo suficiente para que o osso lamelar maduro e mineralizado se desenvolva na interface, e aumenta o número de trabéculas em contacto directo e dentro da região da rede do implante.


**b)** **Dieta**

A dieta do paciente é controlada para evitar sobrecarga durante as fases iniciais do processo de restauração. Durante o período inicial de cura, os pacientes foram aconselhados a evitar mastigar na área e aconselhados uma dieta suave durante a entrega inicial da prótese transitória até à restauração final.

**c)    Material oclusal**

O material oclusal pode ser variado para carregar gradualmente a interface osso-implante. Durante as etapas iniciais, o implante não tem material oclusal sobre ele. Nas consultas subsequentes, o dentista utiliza acrílico como material oclusal, com o benefício de uma força de impacto inferior à do metal ou da porcelana. Tanto o metal como a porcelana podem ser utilizados como material oclusal final.

**d)    Oclusal**

Os contactos oclusais foram intensificados durante a fabricação de próteses. Não foram permitidos contactos oclusais durante o período inicial de cicatrização (passo 1). A primeira prótese de transição foi deixada fora da oclusal em pacientes parcialmente desdentados (passo 2). Os contactos oclusais foram então semelhantes aos da restauração final para áreas suportadas por implantes. No entanto, não são feitos contactos oclusais em cantilevers (passo 3).

**e)    Desenho protético**

Durante a cura inicial, qualquer carga foi evitada, incluindo as cargas de tecidos moles. A primeira restauração acrílica de transição não teve contacto oclusal e foi utilizada para implante de talas para reduzir o stress e sustentar as forças mastigatórias apenas da mastigação. Na segunda restauração acrílica de transição, foram colocados contactos oclusais sobre os implantes com contactos oclusais nos implantes com tabelas oclusais semelhantes à restauração final, mas sem cantilevers em regiões não estéticas. Na restauração final, tabelas oclusais estreitas e cantilevers são concebidas com contactos oclusais seguindo directrizes oclusais de protecção de implantes.

## FASES DE CARREGAMENTO PROGRESSIVO (ATRASADO)

As fases de carregamento ósseo retardado foram seguidas nas etapas seguintes.

1. *Selecção inicial do pilar e impressão preliminar*
2. *Impressão final e prótese de transição I*
3. *Prova de super-estrutura metálica e prótese de transição II*
4. *Inserção inicial de prótese final*
5. *Entrega e avaliação final*

**Primeira nomeação**

*Selecção inicial do pilar e impressão preliminar.*

O objectivo desta primeira consulta protética era avaliar o implante e os tecidos moles e certificar-se de que todos os componentes protéticos e detalhes da próxima consulta protética longa são abordados de antemão. Esta consulta pode ocorrer durante a consulta de remoção sutural após a cirurgia da fase II ou durante o procedimento de não recuperação. O pilar para retenção de cimento foi colocado com pressão de dedos e sem chave dinamométrica porque o pilar será removido no final desta consulta. Uma vez colocados os pilares rectos para cimento nos implantes, foi avaliado o paralelismo entre eles e os dentes naturais e foi tirada a impressão. Uma vez colocado o material de impressão, o parafuso não foi ameaçado e a impressão foi removida da boca com a coifa de impressão directa na impressão. A impressão foi despejada e fabricada duas próteses acrílicas de transição que, idealmente, estão completamente fora da oclusão.

**Segunda nomeação**

*Impressão final e prótese de transição I*

Após 1 a 4 semanas, as extensões por mucosa dos corpos dos implantes foram removidas e o pilar foi cimentado. A preparação final do pilar foi preparada e a impressão final foi registada. A prótese de transição foi relançada para promover a cura dos tecidos moles e criar um perfil de emergência melhorado. A impressão final foi então vertida e a estrutura da prótese foi fabricada.

O paciente não deve mastigar alimentos pegajosos e deve estar sob dieta suave.

**Terceira nomeação**

*Prova de super-estrutura metálica e prótese de transição II*

Após 1 a 4 semanas da última nomeação, a primeira restauração transitória foi removida e avaliou-se a sua retenção para ajudar na selecção do agente de enchimento adequado para a restauração final. A relação cêntrica foi novamente verificada e a segunda prótese transitória foi entregue após o ajuste oclusal.

**Quarto encontro**

*Entrega inicial da prótese*

Após um mês, a prótese de transição foi removida e avaliada a retenção. A restauração final foi dada e os contactos oclusais foram equilibrados utilizando uma força de mordida ligeira. A radiografia foi tomada como base de referência para futura avaliação radiográfica.

O paciente pode ser aconselhado para alimentos mais duros, uma vez que a prótese transitória final pode sustentar maiores cargas mastigatórias.

**Quinta nomeação**

*Entrega e avaliação final*

Após 4 semanas, o implante e a restauração foram também avaliados o tecido mole e o equilíbrio oclusal foi verificado. A dieta pode agora ser incluída de vegetais crus e alimentos mais duros. O período de manutenção foi agendado após 3 a 4 meses.

# PROCEDIMENTO CIRÚRGICO PARA CARGA IMEDIATA DE IMPLANTES

Estão disponíveis principalmente duas opções diferentes para uma carga oclusal imediata para o paciente completamente desdentado que deseja uma prótese fixa. A primeira opção carrega os implantes no mesmo dia que a cirurgia. A opção secong consiste em colocar os implantes e causar uma impressão na cirurgia. Depois, na consulta de remoção sutural 7 a 12 dias mais tarde, o dentista entrega a prótese fixa de transição.

**Optiion 1**. Antes da consulta cirúrgica, foi fabricada uma férula cirúrgica para inserção de implantes. Para a restauração no dia da cirurgia, o dentista pode fazer uma de duas abordagens diferentes. A primeira era fabricar uma dentadura a partir da impressão e a segunda abordagem era modificar a dentadura saída. O dentista inseriu então os implantes em osso de boa qualidade, sem enxertos ósseos de cristais na inserção, foram incluídos na restauração transitória. Quanto mais implantes forem carregados nesta consulta, menor será o risco de complicações. Idealmente três em mandíbulas (molares bilaterais e centrais) e quatro para maxilares (molares bilaterais e caninos bilaterais). Uma vez inseridos os implantes, o pilar final foi apertado a um torque de 30N-cm ou mais e preparado o pilar final intra-oralmente para paralelismo e requisitos de altura adequados. A dentadura de transição foi então revestida com compósito de fotopolimerização para eliminar o contacto do monómero tóxico com o osso e não ocorreu qualquer geração de calor durante a fixação. As suturas foram colocadas a mais de 5mm da margem da linha de incisão para facilitar a sua remoção sem mover a dentadura de transição em marcação posterior. A dentadura transitória foi então cimentada com cimento adequado, tal como fosfato de zinco ou ionómero de vidro. Se a restauração não fosse cimentada durante o processo de carregamento auricular, o risco de sobrecarga e falha ou perda óssea da crista aumenta.

**Opção 2.** A segunda opção para o processo de carga oclusal imediata era separar a consulta cirúrgica da consulta de entrega da prótese. A primeira etapa desta opção é semelhante à opção 1. As consultas pré-operatórias e a posição do implante durante a cirurgia são as mesmas. Contudo, na opção 2, o dentista fez uma impressão com silicone adicional da posição do corpo do implante. E registo da mordida cêntrica. A restauração transitória no pilar ou com placa de base e aro de cera.

Após a impressão os pilares dos corpos dos implantes são removidos e substituídos por extensões permucosas. Os tecidos moles eram aproximados, semelhantes a um procedimento cirúrgico de uma só fase.

O laboratório inseriu os análogos de implantes ligados aos pilares na impressão e verteu com pedra de molde, e montou o molde no arco oposto e fabricou uma prótese de transição.

Após 1 a 2 semanas de cirurgia, as suturas foram removidas e as extensões permucosas foram substituídas por pilares e entregue a dentadura de transição e cimentada com cimento definitivo.

Os pacientes foram aconselhados a limitar a dieta a alimentos moles e após 4 meses ou mais, a prótese de transição foi cortada e a restauração final semelhante ao procedimento de carga progressiva foi entregue.

O procedimento de sobredentadura imediatamente carregada é semelhante à segunda opção com restauração fixa.

Para Pacientes Parcialmente Edêntulos, o conceito de carga imediata, um dente imediato não-functioanl (N-FIT) wa sugerido por Misch[93] . Os conceitos N-FIT apresentavam uma abordagem semelhante à técnica de carga imediata para o paciente completamente desdentado, com duas grandes excepções. Mais do que submergir mais de metade dos implantes ou colocar implantes extra em caso de falha, a maioria do número ideal de implantes foi posicionada nos locais ideais para a prótese final. A segunda grande diferença foi que a prótese de transição suportada por implantes é colocada fora de todos os contactos oclusais opostos directos durante o período de cicatrização óssea. Como resultado, foi criada imediatamente uma substituição estética do dente, mas sem contacto oclusal. Duas abordagens clínicas à técnica N-FIT foram semelhantes às próteses fixas para o paciente desdentado. A primeira opção foi a utilização de cirurgia/protocolo semelhante à carga imediata de dentadura completa. Uma vez inseridos os implantes, a prótese provisória de acrílico foi reembasada e recontornada para os pilares.

Uma segunda alternativa era fazer uma impressão do corpo do implante com pilares ou coifas de transferência que envolvessem o hexágono anti-rotacional. Foi feito o registo centrado da mordida e o pilar foi removido para ser colocado na impressão com os análogos do corpo do implante. Os pilares de cura permucosal foram colocados antes da sutura. Na marcação da remoção sutural (10-14 dias depois), o pilar de transição substituiu os pilares de permucosal e a prótese de transição sem contacto oclusal com modificação para estética foi cimentada.

Após o período de remodelação óssea adequado (3 a 8 meses, dependendo da densidade do osso). A primeira prótese de transição foi removida e inserida uma restauração acrílica seccionada em oclusão ligeira com um ajuste oclusal de força de mordida pesada.

As vantagens do conceito N-FIT são as seguintes

1.	O paciente tem uma substituição estética fixa do dente logo após a fase I da cirurgia.
2.	Não é necessária cirurgia de fase II
3.	Os implantes foram talhados durante a cicatrização inicial para vantagem biomecânica.

4. A maior força de mordedura foi apenas durante a alimentação e é inferior a 30 psi. Não foram possíveis forças parafuncionais da oclusão.

5. Foi eliminado o implante por baixo do osso crestal, o que reduz a perda precoce de osso crestal.

6. A emergência do tecido mole pode ser desenvolvida com a prótese de transição e o tecido que se deixa amadurecer durante o processo de cicatrização óssea.


As desvantagens do N-FIT foram as seguintes:

1. O micromovimento do implante pode causar perda ou falha do osso da cristais do que com uma abordagem em duas fases.

2. Na fase II, a reflexão do tecido era susceptível de ocorrer e pode avaliar directamente o osso de cristais de implante.

3. As parafunções da língua ou hábitos estrangeiros (mordedura de caneta) podem causar trauma e perda óssea crestal ou falha de implantes.

4. O material de impressão ou acrílico pode ficar preso debaixo do tecido ou entre o implante e o osso da crista. (este problema foi grandemente reduzido se o módulo de cristais do implante tiver um diâmetro maior do que o corpo do implante).

5. Osso demasiado mole, pequenos diâmetros de implantes, ou desenhos de implantes com menos superfície podem causar contornos de tensão demasiado grandes e causar perda óssea ou falha de implantes.

O conceito de carga oclusal imediata com implantes dentários oferece várias vantagens. Os pilares dos implantes são colocados no momento da cirurgia ou na consulta de remoção da sutura. Como tal, a segunda fase da cirurgia é eliminada, juntamente com a consulta de remoção sutural. O paciente não necessita de usar uma prótese removível durante o tempo de cicatrização, o que é frequentemente uma vantagem significativa quando os pacientes têm problemas com estes dispositivos. Quando se utiliza um procedimento cirúrgico de uma fase, os implantes são independentes durante a cicatrização. Quando carregados de imediato, os implantes são divididos durante a cicatrização, o que é biomecanicamente superior. O tecido mole é autorizado a amadurecer durante vários meses antes da fabricação das restaurações finais. A maturação do tecido é mais importante nas zonas estéticas, onde a retracção do tecido após a segunda fase da cirurgia pode comprometer o tecido mole directamente relacionado com as margens e o contorno da papila em torno das restaurações finais. A desvantagem primária da carga imediata é o risco de falha do implante ou maior perda óssea de cristais em torno dos implantes cicatrizantes. Quando ocorre uma falha de implante, seguem-se vários efeitos secundários. A falha de sobrecarga do implante está mais frequentemente associada à perda óssea em torno do implante. Se a perda óssea incluir uma placa cortical lateral, a largura do osso não se regenera por si só depois de o implante ser removido. Como resultado, é frequentemente necessário um enxerto ósseo. O enxerto ósseo é muitas vezes separado do procedimento de extracção do implante para melhorar a cicatrização da linha de incisão e diminuir o risco de infecção.

A manutenção da fixação rígida durante o primeiro ano de construção e função da prótese com perda óssea mínima está relacionada com o processo de remodelação óssea. A abordagem de carga progressiva do osso proporciona o ambiente favorável ao desenvolvimento de osso portador de carga na interface do implante de duas maneiras: o desenvolvimento de um período de tempo prolongado antes da introdução de forças funcionais de magnitude total e a limitação destas forças a forças verticais como componente dominante. Além disso, um aumento gradual das cargas permite a adaptação do osso. Medições peri-tóticas, mobilidade, e melhoria da confiança óssea crestal em torno do implante em comparação com o protocolo de carga imediata resultam num aumento da sobrevivência do implante.

# CONCLUSÃO

A maioria dos relatórios clínicos revela taxas de sobrevivência semelhantes entre abordagens de cura imediatamente carregadas e descarregadas em duas fases no paciente completamente desdentado. No entanto, estas descobertas não implicam que uma abordagem cirúrgica submersa já não seja necessária ou prudente em muitos casos. Estudos futuros podem encontrar indicações baseadas em condições cirúrgicas, hospedeiras, implantes e oclusais mais benéficas para um versus outro. Por exemplo, a força do osso e o módulo de elasticidade estão directamente relacionados com a densidade óssea. O tipo ósseo mais mole pode ser 10 vezes mais fraco do que para os tipos mais densos. O desajuste microstrajn do titânio e o osso mais mole é muito maior do que o osso mais denso. Como resultado, parece provável uma maior falha do implante e uma maior perda óssea de cristais, mas ainda não são relatados na literatura. A abordagem do tratamento biomecânico para aumentar a área de superfície e diminuir as forças aplicadas às restaurações imediatas é muito provavelmente a principal razão para a elevada sobrevivência do implante.

# BIBLIOGRAFIA

1. Branemark P-I, Hansson BO, Adell R, Breine U, Lindström J, Hallén O, Öhman A. Osseointegraram implantes no tratamento do maxilar edêntulo. Estocolmo: Almqvist e Wiksell; 1977. 132 pp.

2. Branemark P-I. Osseointegração e os seus estudos experimentais. J Odontologia protética 1983;50:399-410.

3. Worthington P. História, desenvolvimento e estado actual da osseointegração tal como revelado pela experiência em cirurgia craniomaxilofacial. In: Branemark P-I, Rydevik BL, Skalak R, editores. Osseointegração na reconstrução do esqueleto e substituição das articulações. Carol Stream, IL: Quintessence Publishing Co; 1997. p. 25-44.

4. Branemark P-I. Microscopia vital da medula óssea em coelho. Scand J Clin Lab Invest 1959; Suppl 38.

5. American Academy of Implant Dentistry Glossário do termo; Implante oral 12;284;1986

6. Weiss CM; Uma análise comparativa da integração fibro-osteal e osteal e outras variáveis que afectam a manutenção óssea a longo prazo em torno do implante dentário; J Implante Oral 13;467;2987

7. Akagawa Y; Interfaces osso-implantes iniciais de implantes de safira monocristal submergíveis e supramergibulares endossados. J Prosthet Dent 1986;55:96-101

8. Wolfinger GJ; Relatório clínico dos resultados dos protocolos de desenvolvimento e simplificação. Int J Oral MaxilloFacial Implants 2003;18:250-257

9. Danos J; Biocompatibilidade de implantes em ortopedia: Hefte Unfalheilled 144;1,1980

10.	Cook SD et al; Interface mecânica e histologia de titânio e titânio revestido com hidroxiapatite para aplicação dentária. Int J Implantes buco-maxilo-faciais 2;1,15,1987

11.	Davis TS et al; Uma comparação histológica da interface osso-implante utilizando a MT integral e três variações de superfície do implante de MT microvent. Submetido para publicação.

12.	Ganeles J, Rosenberg MM, Holt RL, Reichman LH. Carga imediata de implantes com restaurações fixas na mandíbula completamente desdentada: relatório de 27 pacientes de um consultório privado. Int J Oral Maxillofac Implants 2001; 16: 418-426.

13.	Carl E Misch; Comtemparary dental implant 2nd edition . Ledermann PD. Stegprothetische Versorgung des zahnlosen Unterkiefers mit Hilfe von plasmabeschichteten Titanschraubenimplantaten. Dtsch Zahnärztl Z 1979;34:907-911.

14.	Ledermann PD. Sechsjaehrige klinische Erfahrung mit dem itanplasmabeschichteten ITI-Schraubenimplantat in der Regio Interforaminalis des Unterkiefers. Schweiz Monatsschr Zahnmed 1983;93:1080-1089

15.	Chiapasco M, Gatti C, Rossi E, Haefliger W, Markwalder T. Sobredentaduras mandibulares retidas por implantes com carga imediata: Resultados de 226 casos consecutivos. Clin Implantes orais Res 1997;8:48-57.

16.	Lekholm U, Zarb G. Selecção e preparação dos pacientes. In: Branemark P-I, Zarb G, Albrektsson T (eds). Próteses Integradas de Tecido: Osseointegração em Odontologia Clínica. Chicago: Quintessence, 1985:199-209.

17.	Albrektsson T, Zarb G, Worthington P, Eriksson RA. A eficácia a longo prazo dos implantes dentários actualmente utilizados: Uma revisão e critérios propostos de sucesso. Int J Oral Maxillofac Implants 1986;1:11-25.

18. Romeo E, Chiapasco M, Lazza A, et al. Sobredentaduras mandibulares retidas por implantes orais ITI: Uma comparação de resultados de 2 anos entre a carga atrasada e a imediata. Clin Oral Implants Res 2002;13:495-501.

19. Gatti C, Chiapasco M. Carga imediata de implantes Branemark: Um seguimento de 24 meses de um estudo piloto prospectivo comparativo entre as overdentures mandibulares suportadas por implantes transmucosos cónicos e implantes MK II padrão. Clin Implant Dent Relat Res 2002;4:190-199.

20. Degidi M, Piattelli A. Carga imediata funcional e não-funcional de implantes dentários: Estudo de seguimento de 2 a 60 meses de 646 implantes de titânio. J Periodontol 2003;74:225-241.

21. Naert I, De Clerq M, Theuniers G, Schepers E. Overdentures suportadas por aparelhos osseointegrados para a mandíbula edêntula: Um relatório de 2,5 anos. Int J Oral Maxillofac Implantes 1988;3:191-196

22. Jemt T, Chai J, Harnett J, et al. Um relatório de acompanhamento multicêntrico prospectivo de 5 anos sobre overdentures apoiados por implantes osseointegrados. Int J Oral Maxillofac Implants 1996;11:291-298.

23. Schnitman PA, Wohrle PS, Rubenstein JE. Próteses provisórias fixas imediatas suportadas por implantes rosqueados de duas fases: Metodologia e resultados. J Implantol oral 1990; 16:96-105.

24. Schnitman PA. Implantes Branemark carregados com próteses provisórias fixas na colocação de fixações: Seguimento de nove anos. J Oral Implantol 1995;21:235-245.

25.	Balshi TJ, Wolfinger GJ. Carregamento imediato de implantes Branemark em mandíbulas desdentadas: Um relatório preliminar. Implante Dententoniano 1997;6:83-88.

26.	Schnitman PA, Wohrle PS, Rubinstein JE, DaSilva JD, Wang NH. Resultados de dez anos para implantes Branemark imediatamente carregados com próteses fixas na colocação de implantes. Int J Oral Maxillofac Implantes 1997;12:495-503

27.	Tarnow DP, Emtiaz S, Classificação A. Carga imediata de implantes rosqueados na fase 1 da cirurgia em arcos desdentados: Dez relatórios de casos consecutivos com dados de 1 a 5 anos. Int J Oral Maxillofac Implants 1997;12:319-324.

28.	Balshi TJ, Wolfinger GJ. Carregamento imediato de implantes Branemark em mandíbulas dentulentas: Um relatório preliminar. Implante de Dentadura 1997;6:83-88.

29.	Horiuchi K, Uchida H, Yamamoto K, Sugimura M. Carga imediata de implantes do sistema Branemark após colocação em pacientes edêntulos: Um relatório clínico. Int J Oral Maxillofac Implants 2000;15:824-830.

30.	Chow J, Hui E, Liu J, et al. O protocolo da ponte de Hong Kong. Carregamento imediato das fixações da marca Branemark mandibular utilizando uma prótese provisória fixa: Resultados preliminares. Clin Implant Dent Relat Res 2001;3:166-174.

31.	Ganeles J, Rosenberg MM, Holt RL, Reichman LH. Carga imediata de implantes com restaurações fixas na mandíbula completamente desdentada: Relatório de 27 pacientes de um consultório privado. Int J Oral Maxillofac Implants 2001;16:

32.	Lekholm U, Zarb G. Selecção e preparação dos pacientes. In: Branemark P-I, Zarb G, Albrektsson T (eds). Tissue-IntegratedProstheses:

Osseointegração em Odontologia Clínica. Chicago: Quintessência, 1985:199-209.

33.     Adell R, Lekholm U, Rockler B, et al. Um estudo de 15 anos de implantes osseointegrados no tratamento do maxilar edêntulo. Int J Oral Surg. 1981;10:387-416.

34.     Karoussis IK, Salvi GE, Heitz-Mayfield LJ, et al. Long-term implantation prognosis in patients with and without a history of chronic periodontitis: a 10-year prospective cohort study of the ITI Dental Implant System. Clin Oral Implants Res. 2003;14:329-

35.     Fiorellini JP, Martuscelli G, Weber HP. Estudos longitudinais de sistemas de implantes. Periodontol 2000. 1998;17:125-131.

36.     Degidi M, Petrone G, Iezzi G, Piatelli A. Avaliação histológica de um implante humano de titânio imediatamente carregado com uma superfície anodizada porosa. Implante Clínico Dentário e Investigação relacionada. 2002; 4(2):110-4.

37.     Siddiqui AA, Ismail JY, Kukunas S. Carga imediata de implantes dentários na mandíbula edêntula: um relatório de caso preliminar de um estudo internacional multicêntrico prospectivo. Compêndio de Educação Contínua em Odontologia. 2001; 22(10): 867-70, 873-4, 876.

38.     Brunski JB, Monica AF, Pollock SK. A influência da utilização funcional de implantes dentários endósseos na interface do implante tecidual: I Aspecto histológico. J Dent Res 1979; 58:1953-1969.

39.     Akagawa Y, Hashimoto M, Kondo N, Satomi K, Tsuru H. Interfaces osso-implantação inicial de implantes de safira monocristal submergíveis e supramensíveis. J Prosthet Dent 1986;55:96-101.

40.     Ledermann PD. Stegprothetische Versorgung des zahnlosen Unterkiefers mit Hilfe von plasmabeschichteten Titanschraubenimplantaten. Dtsch Zahnärztl Z 1979;34:907-911

41.    Wolfinger GJ, Balshi TJ, Rangert B. Carga funcional imediata de implantes do Branemark System em mandíbulas desdentadas: Relatório clínico dos resultados dos protocolos de desenvolvimento e simplificação. Int J Oral Maxillofac Implants 2003;18:250-257.

42.    Piattelli A, Corigliano M, Scarano A, Quaranta M. Reacções ósseas à carga oclusal precoce de implantes de duas fases de implantes plasmáticos de titânio pulverizados: Um estudo piloto em macacos. Int J Periodontics Restorative Dent 1997;17:162-169.

43.    Piattelli A, Paolantonio M, Corigliano M, Scarano A. Carga imediata de implantes em forma de parafuso de titânio pulverizados com plasma no homem: Um relatório clínico e histológico de dois casos. J Periodontol 1997;68:591-597

44.    Piattelli A, Corigliano M, Scarano A, Costigliola G, Paolantonio M. Carga imediata de implantes de titânio aspergidos por plasma: Uma análise histológica em macacos. J Periodontol 1998;69:321-327

45.    Sagara M, Akagawa Y, Nikai H, Tsuru H. Os efeitos da carga oclusal precoce em implantes de titânio de uma fase em cães beagle: Um estudo piloto. J Prosthet Dent 1993;69:281-288.

46.    Chiapasco M, Abati S, Romeo E, Vogel G. Implant-retained Rocci A, Martignoni M, Burgos PM, Gottlow J, Sennerby L.Histology de implantes recuperados imediatamente e oxidados precocemente: Observação microscópica ligeira após 5 a 9 meses de carga na mandíbula posterior. Clin Implant Dent Relat Res 2003;5:88-98.

47.    Chiapasco M, Gatti C. Sobredentaduras mandibulares retidas por implantes Osseotites Testori T, Szmuckler-Moncler S, Francetti L, Del Fabbro M, Trisi P, Weinstein R. Cura de implantes Osseotites sob condições de submersão e carga imediata num único paciente: Um relatório de caso e

análise de interface após 2 meses. Int J Periodontics Restorative Dent 2002;4:345-353.

48. Unthoff HK, Germain LP. A inversão dos parafusos de diferenciação de tecidocaround. Clin Orthop 1975;123:248-252.

49. Wolfinger GJ, Balshi TJ, Rangert B. Carga funcional imediata de implantes do Sistema Branemark em mandíbulas desdentadas: Relatório clínico dos resultados dos protocolos de desenvolvimento e simplificação. Int J Oral Maxillofac Implants 2003;18:250-257.

50. Szmukler-Moncler S, Salama H, Reingewirtz Y, Dubruille JH. Temporização do carregamento e efeito da micromoção na interface do implante desossado: Revisão da literatura experimental. J Biomed Mater Res 1998;43:192-203.

51. Cameron H, Pilliar RM, Macnab I. O efeito do movimento sobre a ligação do metal poroso ao osso. J Biomed Mater Res 1973;7:301-311.

52. Branemark P-I, Engstrand P, Ohrnell LO, et al. Branemark Novum: Um novo conceito de tratamento para a reabilitação da mandíbula edêntula. Resultados preliminares de um estudo de acompanhamento clínico prospectivo. Clin Implant Dentent Relat Res 1999;1:2-16.

53. Tarnow DP, Emtiaz S, Classificação A. Carga imediata de implantes rosqueados na fase 1 da cirurgia em arcos desdentados: Dez relatórios de casos consecutivos com dados de 1 a 5 anos. Int J Oral Maxillofac Implants 1997;12:319-324.

54. Grunder U. Carga funcional imediata de implantes imediatos colocados em arcos desdentados: Resultados de 2 anos. Int J Periodontics Restorative Dentent 2001;21:545-551.

55. Davies JE. Mecanismos de integração endóssea. Int J Prostodonte. 1998;11:391-401.

56. Szmukler-Moncler S, Salama H, Reingewirtz Y, et al. Temporização da carga e efeito da micromoção na interface osso-implante dentário: revisão da literatura experimental. J Biomed Mater Res. 1998;43:192-203.

57. Qin YX, McLeod KJ, Guilak F, et al. Correlação do crescimento ósseo com a distribuição de parâmetros de tensão e deformação em torno de um implante revestido de poros. J Orthop Res. 1996;14:862-870.

58. Rasmusson L, Kahnberg KE, Tan A. Efeitos do desenho e superfície do implante na regeneração óssea e estabilidade do implante: um estudo experimental na mandíbula do cão. Clin Implant Dent RelatRes. 2001;3:2-8.

59. Rocci A, Martignoni M, Gottlow J. Carregamento imediato de TiUnite BranemarkSystem e implantes de superfície maquinada na posteriormandibular: um ensaio clínico aleatório aberto. ClinImplant Dent Relat Res. 2003;5 Suppl 1:57-63.

60. Scortecci G, Misch C, *Benner K. Implantes e Odontologia Restaurativa.* Londres:Martin Dunitz Ltd. 2001. pg59-87.

61. Renouard F, Rangert B. *Factores de Risco em Implantodontia.* Chicago:Quintessence Publishing Co Inc., Chicago:Quintessence Publishing Co Inc. 1999. pg 143-145.

62. Misch C. *Contempory Implant Dentistry.* St. Louis: Mosby-Year Book Inc. 1993.pg123-156.

63. Hebel K, Gajjar R. *Alcançando Resultados Estéticos Superiores: Parâmetros para a selecção de implantes e pilares: International Journal of Dental Symposia*;4(1):42-47

64. Rangert B et al. *Forces and Moments on Implants:The International Journal of Oral & Maxillofacial Implants.* 1989; 4(3): 241-247

65. Espositpo M et al. *Factores biológicos que contribuem para o fracasso dos implantes orais osseointegrados: Eur J Oral Sci*. 1998;106: 721-764

66. J.P. Geng, K.B. Tan e G.R. Liu, Application of finite element analysis in implant dentistry: a review of the literature, *J Prosthet Dent* 2001, 85:585-598

67. S. Hansson, The implant neck: smooth or provided with retention elements: a biomechanical approach, *Clin Oral Implants Res* 1999, 10:394-405.

68. M.R. Rieger, Finite element stress analysis of root-form implants, J Oral Implantol 14 (1988), 472-484.

69. R. Rieger, K. Fareed, W.K. Adams e Ra Tanquist, Bone stress distribution for three endosseous implants, J Prosthet Dent 1989, 61:223-228

70. R.D. Cook, D.S. Malkus e M.E. Plesha, Concepts and applications of finite element analysis (4th ed.), John Wiley & Sons, New York (2001) (542-73.)

71. C.E. Misch, M.W. Bidez e M. Sharawy, Um implante bio-engenharia para uma resposta celular óssea pré-determinada às forças de carga. A literature review and case report, *J Periodontol* 2001, 72: 1276-1286.

72. C.E. Misch, J. Hoar, G. Beck, R. Hazen e C.M. Misch, A bone quality-based implant system: a preliminary report of stage I & stage II, *Implant Dent1998*, 735-42

73. H.J. Chun, S.Y. Cheong, J.H. Han, S.J. Heo, J.P. Chung e I.C. Rhyu *et al.* , Evaluation of design parameters of osseointegrated dental implants using finite element analysis, *J Oral Rehabil* 2002, 29. 565–574

74. A.K. Patra, J.M. DePaolo, K.S. D'Souza, D. DeTolla e M.A. Meenaghan, Guidelines for analysis and redesign of dental implants, *Implant Dent* 1998,7:355-368

75.    D.F. Rigsby, M.W. Bidez e C.E. Misch, Bone Response to Mechanical Loads In: C.E. Misch, Editors, *Contemporary implant dentistry* (2nd ed.), Mosby, St. Louis 1998:317-328.

76.    Zarb GA, Schmitt A. A eficácia clínica longitudinal dos implantes dentários osseointegrados: O estudo de Toronto. Parte III: Problemas e complicações encontrados. J Prosthet Dent 1990; 64: 185-94.)-7(Apse P, Zarb G, Schmitt A, Lewis D. A eficácia longitudinal dos implantes dentários osseointegrados. O estudo de Toronto: Resposta da mucosa peri-implantar. Int J Periodontics Restorative Dent 1991; 11: 95-110

77.    Adell R, Eriksson B, Lekholm U, Branemark P-I, Jemt T. Um estudo de acompanhamento a longo prazo de implantes osseointegrados no tratamento de maxilares totalmente desdentados. Int J Oral Maxillofac Surg 1990; 5: 347-59.

78.    Naert I, Quirynen M, van Steenberghe D, Darius P. Um estudo de 589 implantes consecutivos que suportam próteses fixas completas. Parte II: Aspectos protéticos. J Prosthet Dent 1992; 68: 949-56. Oral Maxillofac Surg 2001; 59: 1285-9.

79.    Albrektsson T, Dahl E, Enbom L, Engevall S, Engquist B, Eriksson AR, et al. Osseointegrated oral implants: Um estudo multicêntrico sueco de 8139 implantes Nobelpharma inseridos consecutivamente. J Periodontol 1988; 59: 287-96. sobre o sucesso clínico de 3 anos de implantes dentários osseointegrados. Ann Periodontol 2000; 5: 79-89

80.    Hutton JE, Heath MR, Chai JY, Harnett J, Jemt T, JohnsRB, et al. Factores relacionados com taxas de sucesso e fracasso a 3 anos de seguimento num estudo multicêntrico de sobredentadura apoiado por implantes Branemark. Int J Oral Maxillofac Implants 1995; 10: 33-42.Osteoporose e falha de implantes: um caso exploratório de controlo tudy. J Periodontol 2000; 71: 625-31.

81.     Buser D, Weber H-P, Bragger U, Balsiger C. Tissueintegration of one-stage ITI implants: Resultados de 3 anos de estudo longitudinal com cilindros ocos e implantes de parafusos ocos. Int J Oral Maxillofac Implants 1991; 6: 405-12.implantes em pacientes com e sem radioterapia. ActaOncol 1998; 37: 693-6

82.     Esposito M, Hirsch JM, Lekholm U, Thomsen P. Factores biológicos que contribuem para as falhas dos implantes orais osseointegrados. (II). Etiopatogénese. Eur J Oral Sci 1998; 106: 721-64

83.     Piattelli A, Scarano A, Piattelli M. aspectos microscópicos de falha em implantes dentários osseointegrados: um relatório de cinco casos. Biomateriais 1996; 17: 1235-41

84.     Van Steenberghe D, Lekholm U, Bolender C, Folmer T, Henry P, Herrmann I, et al. Aplicabilidade dos implantes orais osseointegrados na reabilitação do edentulismo parcial: um estudo multicêntrico prospectivo em 558 aparelhos. Int J OralMaxillofac Implantes 1990; 5: 272-81

85.     Banho C, Moy P. A associação entre o fracasso dos implantes dentários e o tabagismo. Int J Oral maxillofac Surg 1993; 8: 609-15.

86.     Kovacs AF. Influência da quimioterapia na sobrevivência do implante endosteal e sucesso em doentes com cancro oral. Int J Oral Maxillofac Surg 2001; 30: 144-7.

87.     Goto M, Jin-Nouchi S, Ihara K, Katsuki T. Acompanhamento longitudinal de implantes osseointegrados em pacientes com maxilares ressecados. Int J Oral Maxillofac Implants 2002; 17: 225-30.

88.     Visch LL, van Waas MA, Schmitz PI, Levendag PC.A avaliação clínica de implantes em pacientes com cancro oral irradiado. J Dent Res 2002; 81: 856-9

89.     Quirynen M, Naert I, van Steenberghe D. O desenho e a sobrecarga da fixação influenciam a perda óssea marginal e o sucesso da fixação no sistema. Clin Oral Implants Res 1992; 3: 104-11

90.     Lang NP, Wilson TG, Corbet EF. Complicações biológicas com implantes dentários: a sua prevenção, diagnóstico e tratamento. Clin Oral Implants Res 2000; 11: 146-55.

91.     Eke PI, Braswell LD, Fritz ME. Microbiota associada a peri-implantite experimental e periodontite em macacos adultos Macaca mulatta. J Periodontol 1998; 69: 190-4.

92.     Quirynen M, Peeters W, Naert I, Coucke W, van Steenberghe D. Peri-implant health around screw-shaped c.p. titanium machined implants in partially edentulous patients with or without ongoing periodontitis. Clin Oral Implants Res 2001; 12: 589-94

93.     Misch CE, Non-functional immediate teeth in partially edentulous patients: a pilot study of 10 consecutive cases, Clinical Oral Implants restoration 1997, 57: 700-706.

94.     Misch,C.E., Considerações sobre o desenho de implantes para as regiões posteriores da boca. Implant Dent, 1999.8(4) 376-386.

95.     Majzoub, Z, et al, Bone response to orthodontic loading of endossepus implants in the rabbit calvaria: early continuos distalizing forces. Eurpean J Orthod, 1999.21(3) 223-30.

96.     Kronstrom,M, et al, Early implant failures in patients treated with system titanium dental implants: um estudo retrospectivo. Int J Oral Maxillofac Implants, 2001.16(2) 201-7.

97.     Testori, T et al, A prospective multicenter clinical study of the Osseotite implant: four-year interim report. Int J Oral Maxillofac Implants, 2001. 16(2) 193-200.

98.     Widmark, G et al, Rehabilitation of patients with severly resorbed maxillae by maens of implants with or without bone grafts: a 3 to 5 year follow-up clinical report. Int J Oral Maxillofac Implants, 2001 16(1) 73-9.

*99.* Davarpanah, M, et al., The selftapping and ICE 3i implants: uma avaliação multicêntrica prospectiva de 3 anos. Int J Oral Maxillofac Implants, 2001 16(1) 52-60.

*100.* DonnaM, Hecker e Steven E, Cyclic loading of implant-supported prostheses: changes in component fit over time, 2003 89(4) 346-51.

*101.* Zarb GA, Schmitt A, Osseointegração e a situação edêntula. O estudo de Toronto, com 10 anos de idade. British Dental Journal, 1991 170(12) 439-44.

*102.* Listgarten, MA, Tríades clínicas de implantes endósseos: questões em análise e interpretação. Periodontol anual, 1997 2(1) 299-313.

*103.* Lazzara, RJ et al, Um estudo multicêntrico prospectivo avaliando a carga de implantes ossseotites dois meses após a colocação: resultados de um ano. J Esthetic Dent, 1998 10(6) 280-9.

*104.* Lazzara, R.J at al, A prospective multicenter study evaluating loading of osseotite implants two months after placement: one year result, J Esthetic Dent, 1998 10 (6) 280-9.

*105.* Pilar RM, Visão geral da variabilidade da superfície de implantes dentários endósseos metálicos: desenhos texturizados e p[orous-structured surface-structured. Implant Dent, 1998 7(4) 305-14.

*106.* Esposito, M et al, Biological factors contributing to failures of osseointegrated oral implants. (II). Etiopatogénese. Eur J Oral Sci, 1998 106(3) 721-64.

*107.* Collaert, B e H. De BRuyn, Comparação da integração da fixação e da sobrevivência a curto prazo utilizando uma ou duas fases de cirurgia em mandíbulas total e parcialmente desdentadas. Clinical Oral Implants Res, 1998 9(2) 131-5.

*108.* Bergendal, T e B indagam, Overdentures suportados por implantes: Um estudo de Prospectiva longitudinal. Int J Oral Maxillofac Implants, 1998 13(2) 253-62.

*109.* Zubery, Y et al, Carga imediata de implantes modulares de transição: Um histológico e histofométrico em cães. Int J periodontics Restorative Dent, 1999 19(4) 343-53.

*110.* Emmer, T.J., Jr., et al., Measurement of submucosal forces transmitted to dental implants. J Implantol oral, 1999. 25(3)155-60.

*111.* Misch, C.E., et al., Um sistema de implantes baseado na qualidade óssea: primeiro ano de carga protética. J Implantol oral, 1999. 25(3) 185-97.

*112.* Ericsson, I., et al., Early functional loading of dental implants: Estudo de acompanhamento clínico de 5 anos. Clin Implant Dent Relat Res, 2000. 2(2) 70-7.

*113.* Caudill, R., et al., Effect of unintentional exposure of 2-stage implants upon subsequent osseointegration: histologic findings 6 months postloading. Int J Periodontics Restorative Dent, 2000. 20(3) 307-14.

*114.* Holt, R., et al., Effect of early exposure on the integration of dental implants: Parte 2--Conclusões clínicas aos 6 meses de pós-carga. Int J Periodontics Restorative Dent, 2001. 21(4) 407-14.

*115.* Payne, A.G., et al., One-year prospective evaluation of the early loading of unsplinted conical fixtures with mandibular overdentures immediately after surgery. Clin Implant Dent Relat Res, 2001. 3(1) 9-19.

*116.* Ibanez, Juan Carlos Od, et al, Immediate Loading of Osseotite Implants: Resultados de Dois Anos. Implantodontia, 2002. 11(2) 128-136.

*117.* ThomasJ, Glenn J et al, Immediate loading of dental implants in the edentulous maxilla: Case study of a new protocol, Int J Periodontics Res Dent, 2003 23, 37-45.

*118.* Romanos, Presente estado de carga imediata de implantes orais, 2004. 30(3) 189-197.

119. Degidi M, Scarano A, Piattelli M, Perrotti V, e Piattelli A. Remodelação óssea em implantes dentários de titânio imediatamente carregados e descarregados: um estudo histológico e histomorfométrico em humanos. J Implantol Oral 2005 31: 18-24,.

120. Degidi M e Piattelli A. Estudo de análise comparativa de 702 implantes dentários submetidos a carga funcional imediata e carga não funcional imediata a períodos de cura tradicionais com um seguimento de até 24 meses. Int J Oral Maxillofac Implantes 2005 20: 99-107.

121. Kung-Rock Kwon et al, Alcançando função imediata com próteses provisórias após a colocação de implantes: Um relatório clínico. J Prosthet Dent 2005. 93 514-7.

122. Donna M et al, Cyclic loading of implant-supported prostheses: Alterações no encaixe dos componentes ao longo do tempo. J Prosthet Dent 2003 89(3) 346-351.

123. Farzin Ghanavati, * Seyyed Shojaoddin Shayegh et al,The Effects of Loading Time on Osseointegration and New Bone Formation Around Dental Implants: Um Estudo Histológico e Histomorfométrico em Cães. Journal of Periodontology 2006 77(10) 1701-1707.

124. Nikolaos Tselios et al, Colocação imediata e modelação provisória imediata de pilares em restaurações anteriores de implantes de um dente utilizando uma aplicação CAD/CAM: Um relatório clínico. J prosthet Dent 2006,95: 181-5.

125. Paulo Cezar et al, Função imediasta na mandíbula edêntula: Substituição de um implante perdido utilizando guias pré-fabricadas. J Prosthet Dent 2006;95:161-4.

126.  Degidi, Marco et al Implantes Dentários de Carga Imediata: Comparação entre os Implantes Inseridos em Locais de Pós-Extracção e Ossos Curados. Revista de Cirurgia Craniofacial. 200718(4):965-971,

127.  Hiroyuki Imoto et al, Influence of Mechanical Loading on Resonance Frequency Analysis and Trabecular Structure of Peri-implant Bone. Investigação e Prática Prostodôntica. 2007; 6(2): 120-126.

# ÍNDICE

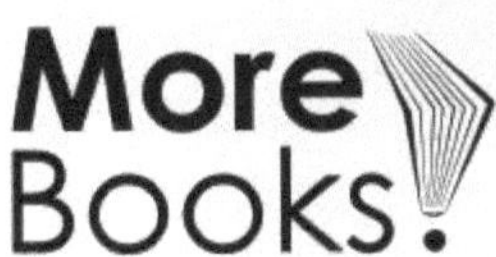


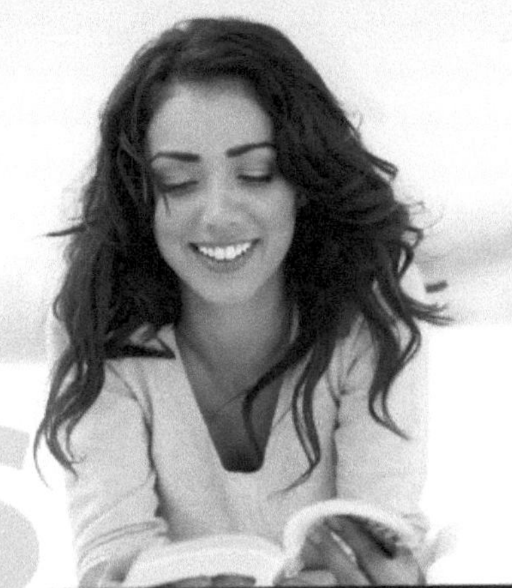

# yes I want morebooks!

Buy your books fast and straightforward online - at one of world's fastest growing online book stores! Environmentally sound due to Print-on-Demand technologies.

Buy your books online at
**www.morebooks.shop**

Compre os seus livros mais rápido e diretamente na internet, em uma das livrarias on-line com o maior crescimento no mundo! Produção que protege o meio ambiente através das tecnologias de impressão sob demanda.

Compre os seus livros on-line em
**www.morebooks.shop**


KS OmniScriptum Publishing
Brivibas gatve 197
LV-1039 Riga, Latvia
Telefax: +371 686 204 55

info@omniscriptum.com
www.omniscriptum.com


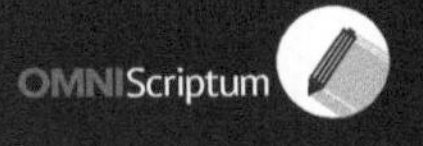

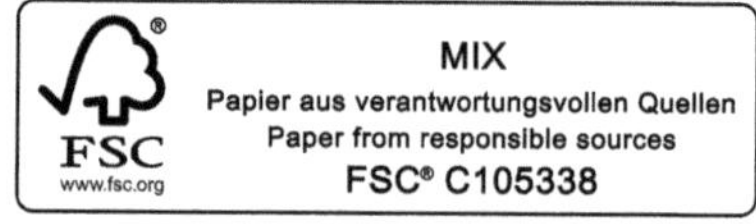

Printed by Books on Demand GmbH, Norderstedt / Germany